Marco Sander

Autonomie trotz Wachkoma

Ethische Entscheidungsfindung bei neurologisch
schwerst erkrankten Menschen

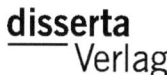

Sander, Marco: Autonomie trotz Wachkoma. Ethische Entscheidungsfindung bei neurologisch schwerst erkrankten Menschen, Hamburg, disserta Verlag, 2016

Buch-ISBN: 978-3-95935-230-7
PDF-eBook-ISBN: 978-3-95935-231-4
Druck/Herstellung: disserta Verlag, Hamburg, 2016
Covermotiv: pixabay.com
Covergestaltung: © Annelie Lamers

Bibliografische Information der Deutschen Nationalbibliothek:
Die Deutsche Nationalbibliothek verzeichnet diese Publikation in der Deutschen Nationalbibliografie; detaillierte bibliografische Daten sind im Internet über http://dnb.d-nb.de abrufbar.

© disserta Verlag, Imprint der Diplomica Verlag GmbH
Hermannstal 119k, 22119 Hamburg
http://www.disserta-verlag.de, Hamburg 2016
Printed in Germany

Allen betroffenen Menschen im Wachkoma
und deren Angehörigen, Pflegenden und sonstigen
partizipierenden Umsorgern in Dankbarkeit für ihre
aufopferungsvolle Arbeit gewidmet

Inhaltsverzeichnis

Einleitung

Das vorliegende Buch geht der Frage nach, ob es Möglichkeiten der partizipativen Integration neurologisch erkrankter Menschen im Wachkoma bei Fragen der ethischen Entscheidungsfindung gibt. Zugrunde gelegt wird dies anhand des Beispiels der Therapiezieländerung im Setting der stationären Langzeitversorgung.

Beginnend mit der Hintergrundbeleuchtung und eines Problemaufriss der Thematik mit Darstellung der zentralen Ziele, erfolgt die Darlegung des theoretischen Rahmenkonstrukts in Form definitorischer Darstellung der, in der Fragestellung zu kombinierenden, Bezugspunkte Wachkoma, ethische Entscheidungsfindungsmodelle und der Bereich der Therapiezieländerung. Die jeweiligen Definitionen werden hierbei in Unterkapiteln ausprägend weiter beleuchtet, woraus sich in der Zusammenfassung die abschließende Forschungsfrage ableitet.

Nach diesem theoretischen Konstrukt, erfolgt die Darstellung der Methodik der Literaturanalyse, sowie die Präsentation und abschließende Bewertung der generierten Ergebnisse, bevor aufbauend darauf ein konzeptioneller Neuansatz, basierend auf den explorierten Ergebnissen als auch weiterer literarisch-wissenschaftlicher Bezüge, herausgebildet wird, welcher mittels Empfehlungen an die Forschung und Praxis den Abschluss bildet.

Die theoretisch-wissenschaftliche Bezugnahme erfolgt hierbei quantitativ breit gefächert, was der Generierung des anschließenden neuen Konzeptansatzes dienen soll.

Vorangestellt möchte ich noch darauf hinweisen, dass ich mich dazu entschieden habe, zur Wahrung einer besseren Lesbarkeit vorwiegend umgangssprachlich, als auch pflegepraktisch gängige Begriffsausprägungen zu wählen ohne besondere Berücksichtigung des Genderaspektes. Selbstverständlich ist bei der Verwendung männlicher, beziehungsweise weiblicher Begriffe der jeweils gendermäßig andere ausdrücklich mitgemeint und dient keineswegs einer Abwertung des jeweils anderen Geschlechts. Zudem möchte ich anfügen, dass in den folgenden Ausführungen die Begriffe Bewohner und Patient synonym Verwendung finden.

1 Einführung in das Thema und Problemaufriss

In den beiden folgenden Kapitel möchte ich einen kurzen einführenden Problemaufriss anhand aktueller Hintergrundbeobachtungen und der sich daraus ergebenden Fragen und Ziele des vorliegenden Buches geben. Hierbei möchte ich ausgehend von aktuellen Beobachtungen die gesellschaftspolitische Sichtweise auf das „Phänomen" Wachkoma beleuchten, welche zu ethischen Dilemmata führen, und anhand dessen, sowie unter Hinzunahme ausgewählter wissenschaftlicher Bezüge, die zugrunde liegenden zentralen Ziele und die sich daran anschließende erste, noch unspezifische, Forschungsfrage benennen.

1.1 Hintergrund und Problemdarstellung des Buches

Eingangs möchte ich ein kurzes Zitat des Philosophen Michel de Montaigne aus der Frührenaissance anführen, welcher das Leiden von Menschen im Koma, respektive Wachkoma, aus subjektbezogener Sicht folgendermaßen nachempfindet:

> *„Ich kann mir keinen Zustand denken,*
> *der mir unerträglicher und schauerlicher wäre,*
> *als bei lebendiger und schmerzerfüllter Seele*
> *der Fähigkeit beraubt zu sein,*
> *ihr Ausdruck zu verleihen[1]."*

Meinen Empfinden nach symbolisierte gerade dieses Zitat die diebsezüglichen gesellschaftlichen Ängste und es zeigt auf, welche Vorstellungen im Zusammenhang mit der Diagnose Wachkoma bestehen. Aus aktueller Sicht lassen sich Ansätze dessen, um die Genesung, beziehungsweise den Zustand Michael Schuhmachers, der nach einem schweren Schädel-Hirntrauma infolge eines Skiunfalls über mehrere Monate im künstlichen Koma lag und sich mittlerweile mutmaßlich im häuslichen Umfeld in neurologischer Rehabilitation befindet, wiederfinden. Wobei diesbezüglich noch keine weitere Prognose an die Öffentlichkeit drang und selbstverständlich auch aus der Fachwelt keine weitere Prognose abgegeben wird, was ich ebenso keinesfalls wagen würde, auch auf Grund meiner bisherigen unterschiedlichsten Erfahrungen in diesem Bereich. Hierbei zeigt sich auch, welch unzureichendes und wenig wissenschaftliches Bild sich um die Beschreibung des Krankheitsbildes Wachkoma im

---

[1] zit. n. Zieger 2006, S. 1

gesellschaftspolitischen Diskurs, aber auch in medizinisch-biologischer und philosophischer Betrachtung, darstellt. In diesem Zusammenhang sind auch die zur Zeit medial vorherrschenden Themen über die Diskussion der Lebensbeendigung einer schwangeren hirntoten Patientin und die falsche Darstellung des Krankheitsverlaufs Ariel Scharons zu sehen, der in jeglicher Darstellung als acht Jahre nicht aus einem Koma aufwachend bezeichnet wurde, anstatt die zugrundeliegende Diagnose Wachkoma zu erwähnen.

So beschreibt auch Philip Hübl in seinem Bestseller „Folge dem weißen Kaninchen...in die Welt der Philosophie" das Phänomen Wachkoma folgendermaßen: „Er fällt in ein Wachkoma, ist also in einem vegetativen Zustand. Die Ärzte können im Haupthirn keine relevante Aktivität mehr messen. (...) Onkel Toby ist dann zwei Tode gestorben: zuerst den Herztod (...). Nach dem Schlaganfall hingegen erlitt er den Hirntod: Er hörte auf, eine Person zu sein, obwohl noch wochenlang warmes Blut durch seinen Körper floss[2]."

Auch der Palliativmediziner Gian Domenico Borasio vergegenwärtigt das Wachkoma in seinem Bestsellerbuch „Über das Sterben", welches mittlerweile in der 10. Auflage vorliegt, wie folgt: „Daher kann es aus palliativmedizinischer Sicht nicht irrelevant sein, wenn ein Mensch einen Zustand erreicht hat, der ihm eine Kontaktaufnahme zu seiner Umwelt und eine Kommunikation mit den Mitmenschen dauerhaft und unumkehrbar unmöglich macht. Bei Patienten mit langjährigem, auch durch Bildgebungsnachweis als eindeutig irreversibel festgestelltem Wachkoma stellt sich daher die Frage, ob die bloße Aufrechterhaltung einer biologischen Existenz tatsächlich ein Therapieziel darstellen kann, das eine absolute und uneingeschränkte Verpflichtung zur zeitlich unbegrenzten künstlichen Ernährung und Flüssigkeitsgabe begründet. Diese Diskussion wird uns in den kommenden Jahren weiter begleiten[3]."

Gerade diese drei angeführten Bezüge beschreiben exemplarisch das vorherrschende gesellschaftliche Bild hinsichtlich des Krankheitsbildes Wachkoma, welches jedoch aus erfahrungsbasierter-pflegerischer und empirisch-wissenschaftlicher Sicht widerlegt werden muss[4]. Zusätzlich beängstigend ist in diesem Zusammenhang die sich aus dem Zustand des Wachkomas ergebende vollständige Abhängigkeit von umsorgenden Menschen. Grewe und

---

[2] Hübl 2012, S. 284 f.
[3] Borasio 2013, S. 120 f.
[4] siehe hierzu unter anderem die in Kapitel 2.1 aufgeführten wissenschaftlichen Bezüge

Hitzler sprechen in diesem Zusammenhang von „Fährtenlesern[5]", was zumindest Ansätze bietet, eine vollständige Abhängigkeit durch eine partizipative Autonomie auszugleichen.

In diesem Zusammenhang ist auch eine empirische Untersuchung von Racine et al. aus dem Jahr 2008 zu sehen, in welcher die mediale Darstellung des Wachkomas und die sich daraus ergebenden Fragen aus der „Terri Schiavo-Debatte" untersucht wurden. Der Fall der Terri Schiavo erregte mediale und gesellschaftliche Aufmerksamkeit, da in mehrjährigen multidisziplinären Diskursen und Prozessen, in welchen sich unter anderem auch der amerikanische Präsident einmischte, darüber debattiert wurde, ob eine Beendigung der künstlichen Ernährung und Hydration bei Terri Schiavo, die mehrere Jahre im Wachkoma lebte, rechtlich und moralisch angebracht wäre. Der Fall steht exemplarisch für die falsche Darstellung des Wachkomas und eine Debatte, die über einen Menschen hereinbricht und über sein Leben entscheidet, wobei dieser Mensch lediglich Gegenstand der Debatte und nicht Teilnehmer der Debatte ist[6]. Racine et al. fanden in ihrer Studie heraus, dass nur 21% der Artikel von einer möglichen Verbesserung im Wachkoma und gar nur 7% von einem möglichen „Erwachen" berichten. Besonders erschreckend ist das Ergebnis, dass lediglich 1% der Artikel zum Thema die Krankheit des Wachkomas oder Bewusstseinseinschränkungen thematisieren. Gerade dieses falsche Wissen führe zu falschen Entscheidungen, die eine Lebensbeendigung bewirken[7]. Adaptiert auf die eingangs aufgezeigten aktuellen Debatten, zeigte diese Untersuchung, wie die gesellschaftliche Betrachtung um das Krankheitsbild Wachkoma geprägt ist und wodurch die Diskussion in Richtung der Lebensbeendigung bestimmt wird.

Doch nicht nur im gesellschaftlichen Diskurs lassen sich Fehldarstellungen wiederfinden, auch im medizinischen Bereich sind falsche Darstellungen über das Krankheitsbild vorherrschend. So berichtet Jox in seinem 2013 erschienen Buch „Sterben lassen. Über Entscheidungen am Ende des Lebens" über das Setting Intensivstation im Zusammenhang mit dem Koma, dass in zehn von 17 Beratungen das Therapieziel der Lebenserhaltung von Intensivmedizinern selbst nicht mehr als realistisch angesehen wurde, sie jedoch trotz dessen auf ein „Wunder" hofften, auch um die Hoffnung der Angehörigen nicht zu zerstören[8]. Eine ähnliche Problematik stellen Jox und Kühlmeyer in ihrer ebenso 2013 veröffentlichten Studie zur Sichtweise

---

[5] Grewe, Hitzler 2013, S. 10
[6] vgl. unter anderem Jox 2011c, S. 10
[7] Racine et al. 2008, S. 1027 ff.
[8] vgl. Jox 2013, S. 110 ff.

von Neurologen und Bewusstseinseinschränkungen dar, indem sie beschreiben, dass insbesondere das Wachkoma falsch interpretiert dargestellt wird[9].

Auf Grund dieser unzureichenden Betrachtungsweisen auf gesellschaftlicher, politischer, philosophischer, theologischer und medizinischer Ebene wird das Krankheitsbild des Wachkomas nahe der Diagnosen des Hirntodes verortet oder als Zustand beschrieben, in welchem eine aktive Partizipation unmöglich erscheint. Somit wird das Wachkoma immer wieder in Zusammenhang mit der Frage nach einer Lebensbeendigung gerückt. Alleine in dem vorliegenden Buch wurden meinerseits 21 direkte Literaturbezüge aufgefunden, die den Zusammenhang von Sterbehilfe und Wachkoma herstellen; entweder bereits direkt im Titel der Veröffentlichung oder innerhalb der Inhalte. Teilweise wird gar ein Zusammenhang mit der Frage nach „Euthanasie[10]" oder einer „Therapie ohne Ziel[11]" hergestellt. Jox resümiert hierbei folgendes: „Zugespitzt lässt sich behaupten, dass die Stärkung der Patientenselbstbestimmung und die Durchsetzung des Rechts auf ein natürliches Sterben wesentlich am Beispiel von Wachkomapatienten erzielt wurden[12]."

Dies untermauert auch die, meinerseits und durch kollegiale Gespräche mit Mitarbeitern in stationären Hospizen und ambulanten Palliative-Care-Teams, empirische Beobachtung, dass sich Anfragen hinsichtlich einer Aufnahme von Menschen im Wachkoma in stationären Hospizen ohne palliative Indikation häufen, beziehungsweise mittels eines mutmaßlichen Willens eine Beendigung von künstlicher Ernährung und Hydration sowie der Verzicht auf antibiotische Behandlungen infolge eines Infektes herbeigeführt wird und ambulante Hospizdienste entsprechende palliative Begleitungen übernehmen müssen.

Ob und wie diese Entscheidungen getroffen wurden und werden, möchte ich ohne weiteres Wissen nicht bewertend beurteilen, jedoch zeigen nachfolgend aufgeführte Zitate die diesbezüglichen Zweifel und Fragen, die sich einem auftun. So umschreibt Schäper den Zusammenhang der Prognosestellung und passiver Sterbehilfe wie folgt: „Wie sich ein Mensch mit einem apallischen Syndrom weiterentwickelt, ist medizinisch nicht prognosti-zierbar. (…) Jede ärztliche Aussage, da sei „nichts mehr zu erwarten", ist eine Zuschreibung, die eine Entwicklung vorwegnimmt, die so nicht eintreten muss – oft mit fatalen Folgen, weil sie für Angehörige oft der Anlass ist, passiver Sterbehilfe zuzustimmen[13]."

---

[9] vgl Jox, Kühlmeyer 2013, S. 1 ff.
[10] Steinbach, Donis 2011, S. 113
[11] Jox 2013, S. 110
[12] Jox 2011c, S. 10
[13] Schäper 2006, S. 4

Kuhlmann umschreibt gerade dieses Dilemma folgendermaßen: „So kommt es ausgerechnet bei Fragen des Behandlungsverzichts zu einer extrem uneinheitlichen Entscheidungsfindung. Je nachdem, an welche Ärzte ein Patient gerade gerät, wird sehr unterschiedlich über Lebensverlängerung oder Lebensverkürzung in seinem konkreten Fall entschieden werden[14]."

Gerade im Hinblick auf klinische Entscheidungen berichten Grewe und Hitzler von den Folgen, die Entscheidungen nach sich ziehen, folgendermaßen: „Jede Entscheidung für oder gegen etwas ist auf irgendeine Weise „falsch", da jede Maßnahme neben den beabsichtigten Wirkungen und erhofften Effekten auch unerwünschte Folgen zeitigen kann, die ihrerseits dann wiederrum weitere Maßnahmen erforderlich machen und so weiter[15]."

Jedoch zeigen einige Ansätze zumindest auf, wie Menschen im Wachkoma aktiv partizipierend in Fragen hinsichtlich ihres Therapieziels, beziehungsweise einer möglichen Therapiezieländerung, integriert werden können und stellen die Kommunikation in den Mittelpunkt ihrer Ansätze, wobei auch der Einsatz apparativ-technisierter Möglichkeiten einen Schwerpunkt hierbei bildet[16].

Neben den bereits genannten aktuellen, gesellschaftspolitischen und sonstigen Darstellungen deuten auch die zunehmenden Fallzahlen an, weshalb die zugrundeliegende Themenwahl aus pflegewissenschaftlicher Sicht aufgegriffen werden sollte. Aktuelle Zahlen sprechen von 400 – 2.000 Menschen, die jährlich in ein Wachkoma geraten, und 3.000 – 14.000 Menschen, die dauerhaft in diesem Zustand leben[17], wobei eine exakte Zahl aufgrund uneinheitlicher Diagnosen nicht genannt werden kann und die zugrundeliegenden Entstehungsursachen durch jegliche traumatische Hirnschädigung aufzeigen, dass es jedes Individuum treffen kann[18].

Zur Thematik abschließend des Problemhintergrundes möchte ich den Palliativmediziner und Neurologen Ralf J. Jox nochmals zitieren, der sich intensiv mit den zugrundeliegenden Fragen auseinandersetzte und die Problematik zusammenfassend folgendermaßen umschreibt: „Gründe für das öffentliche Interesse [des Wachkomas; *Anmerkung des Verfassers*]: die Inzidenz scheint tendenziell zuzunehmen, die Prävalenz hängt stark von der Entscheidungspraxis ab, ob und wann lebenserhaltende Maßnahmen eingesetzt werden[19]." sowie „Der Blick

---

[14] Kuhlmann 2011, S. 64
[15] Grewe, Hitzler 2013, S. 22 f.
[16] siehe hierzu die Ergebnisdarstellungen der vorliegenden Studie
[17] vgl. Jox 2011c, S. 10
[18] vgl. Steinbach, Donis 2011, S. 21 ff.
[19] Jox 2011a, S. 115

auf die medizinisch-neurowissenschaftliche Evidenz zum Wachkoma hat viele Fragen, Unsicherheiten und Unwägbarkeiten offenlegt, die dazu beitragen, dass Therapieentscheidungen bei Wachkomapatienten überaus schwierig sind. Verschärft wird diese Komplexität dadurch, dass es fast immer um Entscheidungen über die künstliche Ernährung und Flüssigkeitsgabe geht[20]."

Somit zeigen sich durch die genannten Unsicherheiten und Missverständnisse auf gesellschaftlicher, politischer, philosophischer, theologischer und medizinischer Ebene, wodurch die Diskussion von betroffenen Menschen im Wachkoma im Zusammenhang mit der Frage nach Lebensbeendigung geprägt ist und welche Dilemmata sich daraus ergeben.

1.2 Ziele und zentrale Fragen des Buchs

Basierend auf den einführend dargestellten Hintergrunddaten und des Problemaufrisses zeigt sich, dass das Themengebiet Wachkoma in Zusammenhang mit Fragen ethischer Entscheidungsfindung, auch durch aktuelle Bezüge, aus pflegewissenschaftlicher Sicht relevante Bezugspunkte aufgreift, um in Bezug auf die betroffenen Menschen, aber auch aus pflegeethischer und -praktischer Interventionsbereitschaft, Lösungsansätze aufzuzeigen.

Gerade da die Frage nach einem noch „lebenswerten" Dasein bei Menschen im Wachkoma in der alltäglichen pflegerischen Routine wiederkehrend auftaucht und seitens der Angehörigen, wie es sich in der täglichen Praxis meinerseits beobachten lässt, die Verfassung eines mutmaßlichen Willens (erwähnt sei hierbei, dass die Betonung auf dem Zusatz „mutmaßlich" liegt) wiederkehrende Anliegen sind, möchte ich in vorliegendem Buch beginnend mit der Darstellung des theoretischen Bezugsrahmens (im Hinblick auf die Begriffe „Wachkoma", „ethische Entscheidungsfindung" und „Therapiezieländerung"), aufbauend darauf mittels einer strukturierten Literaturrecherche und der anschließenden Ergebnispräsentation und – bewertung einen Konzeptansatz liefern, um die nachfolgend dargestellten Ziele und die sich daraus ergebenden Fragen beantworten zu können.

Anhand der Darstellung der definitorischen Begriffsbestimmungen möchte ich aufzeigen, welche weiteren Problemlagen sich im Zusammenhang mit der unsicheren und uneinheitlich definierten Diagnose ergeben und sich dadurch auf die Fragen hinsichtlich der ethischen Entscheidungsfindung und den Bereich der Therapiezieländerung auswirken. Im Anschluss

---

[20] ebenda, S. 125

dessen werde ich die abschließende Forschungsfrage, welche sich aus dem theoretischen Bezugsrahmen ableitet, darstellen. Aufbauend darauf möchte ich anhand der durchgeführten Literaturrecherche darstellen, wie die Strömungen der modernen Wachkomaforschung Möglichkeiten aufzeigen, Menschen im Wachkoma an Fragen ethischer Entscheidungsfindung partizipieren zu lassen. Nach der Bewertung dieser Ergebnisse möchte ich einen Konzeptansatz liefern, um eine partizipative Beteiligung der betroffenen Menschen hinsichtlich der Frage nach Selbstbestimmung aus pflegerischer und pflegewissenschaftlicher Sicht herbeiführen zu können. Hierbei bildet, unter anderem, die Distanzierung von neuro-essentialistischen Zuschreibungen, dass dem Gehirn eine übergroße Bedeutung in argumentativen Positionen zugeschrieben wird und der Mensch reduktionistisch als rein cerebral geleitet bezeichnet wird[21], eine Grundannahme meinerseits und die Frage nach Autonomiezuschreibung durch vorhandenes-nachweisbares Bewusstsein wird ebenso in meinem Überlegungen nur minimal-tangierend aufgegriffen, da diese Korrelate und deren diesbezügliche Überlegungen den zugrundeliegenden Fragen unangemessen wären und von vorneherein eine stark reduktionistische Position vorgeben würden. Somit gehe ich, anlehnend an Frauke Lanius´ Abschreibung des Personenstatus[22], in vorliegender Fragestellung von autonomen Menschen im Wachkoma aus, die keinen moralischen Pflichten unterliegen, und die einer ganzheitlichen Betrachtung unterstehen.

Somit steht, vorerst nur grob umschrieben, die Frage einer aktiven Beteiligung von betroffenen Menschen im Wachkoma an Entscheidungsfindungsprozessen im pflegerischen Setting im Mittelpunkt des Buchs. Auf Grund der Besonderheiten der stationären Langzeitpflege im Bereich der neurologischen Phase F[23], durch die wachsende vertrauensbildende Zusammenarbeit der beteiligten Partner (Betroffene, Angehörige und Pflegende), und meinen zugrundeliegenden Erfahrungen in diesem Bereich, möchte ich den Bezugsrahmen zur Beantwortung der Frage in dieses Setting verorten und gehe somit, zusammenfassend betrachtet, der Frage nach, ob betroffene Menschen im Wachkoma in der stationären Langzeitpflege der neurologischen Phase F an Prozessen der ethischen Entscheidungsfindung, die ihre weitere Therapie betreffen, beteiligt werden können.

---

[21] vgl. Hildt 2012, S. 29
[22] siehe hierzu die Darstellungen ab Kapitel 4
[23] siehe hierzu auch die Definitionen im theoretischen Rahmenkonstrukt

2   Theoretische Fundierung zum Themengebiet

Folgend werde ich die Themenkomplexe Wachkoma mitsamt der Diagnosevielfalt und des daraus resultierenden Diagnosedilemmas, ethische Entscheidungsfindung und deren Anwendbarkeit auf das Wachkoma sowie den Bereich der Therapiezieländerung aus rechtlicher Sicht und adaptiert auf die Pflege neurologisch erkrankter Menschen definitorisch darstellen. Darauf aufbauend werde ich den bisherigen Forschungsstand zusammenfassend beleuchten und anhand dessen die abschließende Forschungsfrage erläutern.

Vorausgeschickt sei hierbei, dass einige tangierte Themengebiete bereits eine anfängliche Ergebnispräsentation der abschließenden Forschungsfrage beinhalten, ich diese jedoch bewusst an dieser Stelle verorte, also vor der eigentlichen Ergebnispräsentation und Diskussion, da ich diese als Wissensgrundlage ansehe und diese somit zur ganzheitlichen Problemdarstellung dienen.

2.1   Das „sogenannte" Phänomen des Wachkomas

Im folgenden Kapitel möchte ich beginnend mit der Darstellung der verschiedenen, in der Fachwelt angewandten, Diagnosen zum Phänomen Wachkoma eine Abgrenzung zu weiteren neurologischen, und in ihrer Ausprägung ähnlich dem Wachkoma anmutenden, Erkrankungen vornehmen. Aufbauend auf diesen Erkenntnissen, möchte ich kurz das „hessische Rahmenkonzept zur vollstationären Versorgung von Menschen mit schweren und schwersten neurologischen Schädigungen in Phase F" in der neuesten Fassung aus Dezember 2010 darstellen, da das vorliegende Buch mit dem Ziel erstellt wurde, gerade für Menschen in der stationären Langzeitversorgung eine Hilfestellung zu geben.

Auf Grund der essentiellen Grundlage der Diagnose für den weiteren Verlauf der Erkrankung und da diese Problematik die These unterstützt, dass qua Diagnosestellung unter anderem über das Leben der betroffenen Menschen, ohne diese partizipative einzubeziehen, geurteilt wird, lege ich auf die Darstellung der Definition des Wachkomas und das sich ergebende Dilemma mit der Diagnose ein besonderes Augenmerk und werde diese Thematik deshalb auch ausführlicher darstellen.

2.1.1 Die unterschiedlichen Diagnosen des Wachkomas

Das umgangssprachlich sogenannte, und teilweise auch wörtlich so verstandene, Wachkoma bezeichnet eine Diagnose, die unterschiedlichsten Definitionen unterliegt.

Neben negativ konnotierten und bewertenden Zuschreibungen wie „Mängelwesen[24]", „menschenmögliche Seinsweise[25]", „Abweichung von der Norm[26]", „eine Art Damoklesschwert[27]" oder Bezeichnungen wie „Dilemma des als *Wachkoma* (…) bezeichneten menschlichen Lebenszustandes[28]" oder auch „Lebensweise (…) mit der Abwesenheit jedweder Form von Wohlbefinden, Wohlergehen und Lebensqualität[29]" existieren in der modernen wissenschaftlichen Fachwelt unterschiedliche Diagnosen das Wachkoma betreffend, welche ich folgend genauer darstellen möchte. Zur umfassenden Darstellung möchte ich folgend die Entstehungsgeschichte des Wachkomas aus historischem Blickwinkel aufbauend beschreiben.

Als Erstbeschreibung existiert im angloamerikanischen Raum eine Aufzeichnung basierend auf den Umschreibungen des Arztes W. Rosenblath[30] aus dem Jahr 1899. Dieser berichtet über einen 15-jährigen Seiltänzer, der einen Sturz vom Seil schwer verletzt überlebte, in einen Zustand „seltsamer Wachheit[31]" fiel und darin mehrere Monate mittels einer speziellen Sondennahrung überlebte[32][33].

Im deutschsprachigen Raum wird das „Phänomen[34]" Wachkoma mittels seiner wissenschaftlichen Erstbeschreibung im Jahr 1940 durch den deutschen Neurologen Ernst Kretschmer folgendermaßen und mittels der ersten Diagnose „apallisches Syndrom" definiert: „Der Patient liegt wach da mit offenen Augen. Der Blick starrt geradeaus oder gleitet ohne Fixationspunkt verständnislos hin und her. Auch der Versuch, die Aufmerksamkeit hinzulenken, gelingt nicht oder höchstens spurenweise; Ansprechen, Anfassen, Vorhalten von Gegenständen erweckt keinen sinnvollen Widerhall. (…) Infolgedessen können diese Kranken in aktiv oder passiv gewordenen Zufallsstellungen verharren bleiben. (…) Im

---

[24] Nydahl 2007, S. 4
[25] ebenda
[26] Zieger 2002, S. 3
[27] Jox 2011b, S. 212
[28] Kammerer 2011, S. 147
[29] Schäper 2006, S. 2
[30] der Vorname Rosenblaths konnte trotz intensiver Recherche nicht eruiert werden
[31] Horn 2008, S. 19
[32] vgl. ebenda
[33] vgl. Kieltyka 2006, S. 13
[34] verstanden als empirischer Gegenstand

Gegensatz dazu kann das elementare Irradiieren unverarbeiteter und ungebremster Außenreize enorm gesteigert sein, sodass sensible Reize mit Zuckungen beantwortet werden können. Trotz Wachsein ist der Patient unfähig zu sprechen, zu erkennen, sinnvolle Handlungsformen in erlernter Art durchzuführen. Dagegen sind bestimmte vegetative Elementarfunktionen, wie etwa das Schlucken, erhalten[35]."

Anhand dieser Beschreibung zeigte sich der teilweise heute noch gebräuchliche Ausdruck „apallisches Syndrom", was übersetzt „ohne Hirnmantel[36]" bedeutet und die cerebralen Zerfallerscheinungen umschreibt. Hierbei handelt es sich um eine „funktionale Trennung der Hirnrinde von den übrigen Hirnzentren[37]." Auch der französisch geprägte Begriff „Coma vigile[38]" oder der im angloamerikanischen Raum verwendete Begriff „vegetative state[39]" wurden in diesem Zeitraum und äquivalent zur Diagnose „apallisches Syndrom" als Umschreibung und medizinische Diagnose genutzt.

Der österreichische Neurologe Franz Gerstenbrand definierte im Jahr 1967 in seiner Monografie „Das traumatische apallische Syndrom" anhand empirischer Beobachtungen und wissenschaftlicher Studien verschiedene Remissionsstadien und wies bereits zu jener Zeit auf die essentielle Priorisierung von entsprechenden Rehabilitationsphasen zur möglichen Wiedergenesung der betroffenen Menschen hin[40] [41] [42]. Dies entspricht in Ansätzen den heute bekannten neurologischen Rehabilitationsphasen, entsprechend der Definition der „Bundesarbeitsgemeinschaft BAG Phase F e.V."[43], und dient der Erstbeschreibung der heutigen Versorgungs- und Rehabilitationsstruktur[44].

Nur wenige Jahre nach dieser Zuschreibung und Definition seitens Gerstenbrands prägten im angloamerikanischen Raum Bryan Jennett, ein Neurochirurg, und Fred Plum, ein Neurologe, im Jahr 1972 den Begriff „vegetative state". Hierbei unterschieden sie, je nach therapeutischem Verlauf, die Formen „persistent vegetative state", genutzt bei Verläufen, die innerhalb eines Monats keine klinische Besserung zeigen, und „permanent vegetative state", zu verwenden bei ausbleibender Besserung innerhalb eines Rehabilitationsjahres. Hierbei gaben

---

[35] zit. n. Steinbach, Donis 2011, S. 5
[36] ebenda
[37] Gerhard 2011, S. 40
[38] Horn 2008, S. 19
[39] Steinbach, Donis 2011, S. 7
[40] ebenda, S. 6
[41] vgl. Gerhard 2011, S. 40
[42] vgl. Horn 2008, S. 19 f.
[43] Dachverband von Einrichtungen, die schädelhirngeschädigte Patienten langfristig versorgen
[44] s. hierzu Kapitel 2.1.3

sie keinerlei Aussagen zur Rückbildungsfähigkeit besagten Syndroms an, wobei lediglich eine, zur damaligen Zeit, schlecht angenommene Prognose vorausgesagt wurde und erste, als sehr bedenklich anzusehende, Bezüge zum Thema „vegetable", also Gemüse, wurden herbeigeführt[45] [46] [47]. Jedoch zeigten die Benenner im Verlauf ihrer weiteren Forschungen und Veröffentlichungen mehrmals, wie unglücklich dieser Begriff gewählt wurde, was sie, unter anderem, damit unterstrichen, dass sie die Erkrankung späterhin als „syndrome in search of a name[48]" bezeichneten. Jedoch führte die Verwendung dieses sehr negativ belegten Begriffs immerhin dazu, dass die Bezeichnungen „permanent" oder „persistent" in einem Konsensus-Meeting gestrichen wurden und eine, bis heute anhaltende, rege Diskussion über den würdevollen Umgang mit sowie auch ein würdevolles Leben und Sterben der betroffenen Menschen in diesem Zustand stattfindet[49].

Mittlerweile existieren im wissenschaftlichen und neurochirurgischen Sprachgebrauch verschiedene Diagnosen und Umschreibungen[50], wie der „minimale Bewusstseinszustand" (im Englischen Sprachraum als "minimal conscious state" oder auch „minimal conscious vegetative state", bzw. „minimal responsive state", kurz MCS, bezeichnet), dieser je nach Verlauf und Ausprägung gar noch abgestuft mittels der Dimensionen „+" und „-" , das „Syndrom reaktionsloser Wachheit" (im Englischen Sprachraum als „unresponsive wakeful-ness syndrome", kurz UWS, bezeichnet) oder aber immer noch die altgebräuchlichen Begriffe „Apallisches Syndrom" (äquivalent des englischen Begriffs des „permanent" oder „persistent vegetative state", kurz PVS) oder der umgangssprachlich gebräuchliche Begriff „Wachko-ma"[51] [52]. Allerdings sei hierbei erwähnt, dass es, trotz der Diagnosevielfalt, aufgrund der anhaltenden Diskussionen zumindest dazu führt, dass einige Begriffe als rein deskriptiv mit verschiedenen Ätiologien angesehen werden, wobei Ausdruckswidersprüche („Wach" und „Koma") vermieden und keinerlei Aussagen zur Prognose oder a-priori-Negationen für Angehörige herbeigeführt werden. Hinzu kommen noch solche, empirisch beobachteten, Diagnosen, welche hinsichtlich der Entstehungsursachen vorliegen: hier reicht die Spannweite vom „hypoxischen Hirnschaden" infolge Sauerstoffunterversorgung, beispielsweise bei

---

[45] vgl. Steinbach, Donis 2011, S. 6 f.
[46] vgl. Horn 2008, S. 19
[47] vgl. Brukamp 2012, S. 10
[48] Steinbach, Donis 2011, S. 7
[49] ebenda
[50] siehe hierzu auch Abbildung 2 im Abbildungsverzeichnis
[51] vgl. Demertzi et al. 2012, S. 21 ff.
[52] vgl. Brukamp 2012, S. 7 ff .

Reanimation, über „hirnorganisches Psychosyndrom" bis hin zum allgemeinen „Schädel-Hirn-Trauma" [53] [54]. Eine trennscharfe Einstufung in eine Diagnose ist somit kaum vornehmbar und Unterschiede in der Diagnosestellung sind lediglich auf die Einschätzung des beurteilenden Arztes zurückzuführen. Einen Ansatz bei einer etwaigen Einschätzung bildet hierbei lediglich die Rückberufung auf nicht-reflexive, bewusste Bewegungsmuster (beispielsweise Blickfolgebewegungen) was Giacino et al. in ihrer Studie wie folgt beschreiben „Der minimal-bewusste Zustand (…) beschreibt Patienten, die inkonsistente aber reproduzierbare, verhaltensbasierte Anzeichen von Bewusstheit ihrer selbst oder ihrer Umwelt aufweisen, die jedoch nicht in der Lage sind, ihre Gedanken und Gefühle in gewohnter Weise mitzuteilen[55]." Somit beschränkt sich die Diagnosestellung auf zuschreibende Möglichkeiten, die bewusst ausgeführt werden können, wie das Befolgen simpler Kommandos oder die Fähigkeit zur Unterscheidung von „Ja-Nein-Fragen"[56].

Auch die Definition der „Bundesarbeitsgemeinschaft BAG Phase F e.V.", welche die stationäre Langzeitversorgung der betroffenen Menschen qua Definition je nach Bundesland in Zusammenarbeit mit den jeweiligen Kostenträger regelt, zur Versorgungssituation von Menschen mit schwerwiegenden neurologischen Schädigungen verweist auf die Brisanz der Erkrankung und den erhöhten Pflege- und Betreuungsbedarf. Diese besagt, dass Menschen im Wachkoma einen Anspruch auf eine umfassende Versorgung haben und eine Vereinigung von aktivierend-therapeutisch-pflegerischer Grund- und Behandlungspflege sowie medizinisch-therapeutischer Versorgung zur Sicherstellung der Versorgungssituation unabdingbar sind[57].

Die gängigen Definitionen in Pflegefachbüchern und pflegewissenschaftlichen, sowie – praktischen, Fachartikeln lehnt sich eng an den Aufbau des Gehirnes an. Da bei Menschen im Wachkoma, die infolge eines Sauerstoffmangels in jenen Zustand gelangten, meist das gesamte Großhirn betroffen ist, sind Hirnareale, die das Bewusstsein steuern und Zugriff auf körperliche Funktionen haben, geschädigt, was dazu führt, dass basale Grundbedürfnisse nicht ausreichend aktiv befriedigt werden können. Dadurch sind Menschen im Wachkoma vollkommen von der Unterstützung anderer abhängig[58], wobei diese funktional-

---

[53] vgl. Geremek 2009, S. 35 ff.
[54] hierbei sei unter anderem der, zur Zeit prominenteste, Betroffene Michael Schumacher genannt, was dazu führte, dass diese Diagnose gesellschaftliche Bekanntheit erlangte
[55] zit. n. Demertzi et al. 201, S. 22
[56] vgl. Mc Cann, Stowe, Delargy, Carrol 2012, S. 20
[57] vgl. Homepage der BAG Phase F (s. Literaturverzeichnis)
[58] vgl. Menche 2004, S. 166

defizitorientierte Zuschreibung je nach betroffener Hirnregion und Ausprägung der Symptomatik variieren kann.

Trotz der unterschiedlichsten zugrundeliegenden Diagnosen eint alle Diagnosen jedoch die Spannweite der Entstehungsursachen. Diese reicht von primären, cerebralen Ursachen, wie entzündlichen, psychogenen, traumatischen und vaskulär-ischämischen Prozessen bis hin zu sekundären Ursachen, wie systemischen, hier kardiozirkulatorische und hypoxische, sowie toxischen, beispielsweise metabolische und exogen-toxische, Ursachen. Hierbei können Ereignisse wie traumatische Un- oder Zwischenfälle, beispielsweise das Schädel-Hirn-Trauma infolge eines Sport- oder Verkehrsunfalls, toxische Ursachen, infolge von Drogenintoxikation oder als Hypersensibilitätsstörung auf medikamentöse Therapien, oder organische Ursachen, wie Herz-Kreislauf-Stillstand infolge einer akuten Hirnblutung oder eines Herzinfarktes, als Entstehungsursachen vorliegen[59] [60] [61] [62]. Man sieht somit bereits an dieser Bandbreite, dass die Erkrankung des Wachkomas ein gesamtgesellschaftliches Phänomen darstellt und aufgrund der unterschiedlichsten Bedingungsfaktoren keine Hauptrisikogruppe genannt werden kann. Natürlich zeigt sich bereits anhand der dargestellten Faktoren, dass das Phänomen Wachkoma als durch die technisch-medizinischen Fortschritte erst möglich gemacht wurde, was folgendes Zitat des Neurologen und Wachkomaexperten Andres Zieger treffend umschreibt: „Da Menschen im Wachkoma das Resultat unserer modernen Lebensweise und damit von unserer Kultur hervorgebrachte menschenmögliche Lebensformen sind, ist es ethisch geboten, sie – so ungewohnt das klingen mag – anzunehmen und willkommen zu heißen[63]."

Zur Diagnosedefinition anschließend möchte ich zum besseren Verständnis, in aufzählender Abfolge, noch einige Symptome des Krankheitsbildes Wachkoma anstellen: diese sind beispielsweise fehlender Nachweis einer bewussten Umgebungswahrnehmung, intermittierende Wachheit, erhaltene Hypothalamus- und Hirnstammfunktionen, Harn- und Stuhlinkontinenz, fehlende Augenfolgebewegung oder Fixation, fehlende koordinierte Bewegungsmuster, jedoch reflektorische Bewegungen des Kopfes oder der Augen, eingeschränkter Schluck- und Kaureflex, fehlende verbale Kommunikationsmöglichkeiten, jedoch basale und expressive Verhaltensweisen sowie erhaltene vegetative Funktionen[64] [65] [66]. Wichtig hierbei ist jedoch

---

[59] vgl. Geremek 2009, S. 45
[60] vgl. Horn 2008, S. 21 ff,
[61] vgl. Nydahl 2007, S. 4
[62] vgl. Steinbach, Donis 2011, S. 19
[63] Zieger 2002, S. 3
[64] vgl. Geremek 2009, S. 59 ff.

der Fakt, dass sich manche Symptome im Verlaufe eines Krankheitsprozesses, und auch dieser Prozess ist bei betroffenen Menschen im Wachkoma beobacht- und zuschreibbar, abmildern oder gar ganz einstellen können und sich somit auch vigilanzbeeinflussende Ausprägungen herausbilden, sodass diese Menschen „wacher" werden.

Somit zeigt sich anhand der oben dargestellten uneinheitlich existierenden Diagnosen bereits zugrundeliegende Problematik hinsichtlich der epidemiologischen Basis. Da keine eindeutige Diagnose besteht, und da das Krankheitsbild des Wachkomas nicht in allen Ländern, einerseits auf Grund der fehlenden medizinischen Infrastruktur, andererseits auf Grund, im Gegensatz zum deutschsprachigen Raum, andersartiger moralisch-ethischer Grundlagen, vorkommt, ist die Spannweite der epidemiologischen Datengrundlage sehr weitreichend. Die Aussagekraft von Inzidenz und Prävalenz ist in der Forschungsliteratur somit stark divergierend[67]. Die Inzidenz (Zahl der Neuerkrankungen) wird mit Werten von 0,7 bis 10 pro 100.000 Einwohner, teilweise zurückzuführen auf zugrundeliegende Diagnosequalität und unter anderem beurteilt nach der Krankheitsdauer in Kombination mit der Prognose, beziffert. Die Prävalenz (Zahl der vorhandenen Erkrankten) beläuft sich zwischen 2 bis 10 pro 100.000 Einwohner. In Deutschland wurden im Jahr 1996, laut Angaben der Bundesarbeitsgemeinschaft für Rehabilitation, ca. 6.000 Menschen, entsprechend der Definition der neurologischen Phase F, pflegerisch betreut[68], wobei von einer großen Dunkelziffer auszugehen ist. Laut weiteren Darstellungen ist hierbei von ca. 3.000 - 14.000 Menschen in der Bundesrepublik Deutschland auszugehen[69 70 71 72].

Hinsichtlich einer Prognose und eines, umgangssprachlich und insbesondere medial so bezeichneten, „Erwachens" gibt es keinerlei zuverlässigen Angaben. Dies ist darauf zurückzuführen, dass die Krankheitsgeschichte unzähligen Einflussfaktoren unterliegt, ebenso das Merkmale wie Hirnschädigung, Alter bei Erkrankungseintritt, Multimorbidität, Sekundärkomplikationen etc. den Verlauf und somit auch die Prognose beeinflussen. So wird bei angemessener Pflege und psychosozialer Begleitung auch nach Jahrzehnten noch von einem gewissen „Aufwachen" berichtet. Hierbei gilt es jedoch zu beachten, dass die überwiegende

---

[65] vgl. Bienstein, Hannich 2001, S. 9
[66] vgl. Jox 2011d, S. 577
[67] vgl. Steinbach, Donis 2011, S. 23
[68] neuere Zahlen liegen diesbezüglich keine vor; aufgrund der Angaben der Landesarbeitsgemeinschaft Phase F e.V. von 700 „Phase F-Plätzen" in Hessen ist jedoch mittlerweile von weitaus größeren Zahlen auszugehen
[69] vgl. Steinbach, Donis 2011, S. 23
[70] vgl. Geremek 2009, S. 35
[71] vgl. Horn 2008, S. 20
[72] vgl. Jox 2011c, S. 10

24

Zahl der Betroffenen lebenslang schwerstpflegebedürftig bleibt. Insgesamt gesehen werden ca. 50 Fälle eines späten „Erwachens" berichtet. Somit liegen insgesamt betrachtet keinerlei Aussagen zur Prognose des Wachkomas vor, was jedoch auch mit der Fehldiagnoserate von annähernd 40 % begründet werden kann, welche wiederum mit den bestehenden unterschiedlichen Diagnosen und Zuschreibungen erklärt werden kann[73] [74] [75] [76] [77] [78].

2.1.2 Das Diagnosedilemma des Wachkomas und Abgrenzungen zu weiteren neurologischen Erkrankungen

Nach Darstellung der unterschiedlichen Diagnosen bezüglich des „Phänomens" Wachkoma und ihrer Einfluss- und Bedingungsfaktoren, sowie eines Überblicks zu epidemiologischen Daten und prognostischen Ansätzen, zeigt sich, dass gerade im Bereich dieser Erkrankung deutliche Diversität besteht, welche in einem, meinerseits so beschriebenen und annähernd in der Fachwelt so umschriebenen, Diagnosedilemma[79] mündet. Somit ergeben sich, meines Erachtens nach, lediglich Zuschreibungen, welche beispielsweise durch Symptome gedeutet werden können; eine klare Diagnosestellung kann jedoch aufgrund der fehlenden Trennschärfe der gängigen Diagnosen nicht erfolgen. Es ließen sich lediglich weitere Begriffe, Entstehungsursachen oder Umschreibungen unter den Diagnosen „permanenter vegetativer Status" und „minimaler Bewusstseinszustand" subsumieren, wobei dies dann durch die Unterteilung des beobachtbaren Bewusstseins in „+" und „-" beim „minimalen Bewusstseinszustand" wieder zunichte gemacht wird, da der betroffene Mensch, welcher mittels des „minimalen Bewusstseinszustand −" diagnostiziert wurde, ja fast wieder als „permanent vegetativ" zu beschreiben wäre. Es zeigt sich demnach, dass die Diagnosediskussion kaum zielführend erscheint und gerade den betroffenen Menschen nicht hilft. Hierbei sei meinerseits, nach Unterlassen desselbigen in der Darstellung der Diagnosen, noch erwähnt, dass ich in vorliegender Qualifizierungsarbeit folgend lediglich den Begriff „Wachkoma" verwende, da ich diesen als solitären nicht-wertenden ansehe und alle weiteren Zuschreibungen bewertende Grundlagen, wie „permanent", „minimal", „vegetativ" etc., innehaben.

---

[73] vgl. Zieger 2011b, S. 34
[74] vgl. Steinbach, Donis 2011, S. 37 ff.
[75] vgl. Borasio 2013, S. 117
[76] vgl. Geremek 2009, S. 77 ff.
[77] vgl. Brukamp 2012, S. 8
[78] vgl. Mc Cann, Stowe, Delargy, Carroll 2012, S. 20
[79] vgl. Gutwald, Sellmaier 2011, S. 124

Wie bereits beschrieben und mittels des theoretischen Diskurses empirisch aufgezeigt, stellt sich durch die unterschiedlichen Diagnosen und deren unterschiedlichen Zuschreibungen in Wissenschaft, Forschung und Medizin, eine Art Diagnosedilemma dar. In der Fachwelt wird unter anderem von einer Spurensuche nach einer adäquaten Begrifflichkeit, welcher sich auch Expertenarbeitsgruppen widmen, gesprochen[80]. Natürlich liegt hierbei augenscheinlich die sich daraus ergebende Problematik, welche vielfältigsten Auswirkungen unterliegt, auf der Hand: Unsicherheiten bei den betroffenen Menschen und deren Angehörigen, unklare Studienlage durch verschiedenartige Recherchestrategien, fehlende strukturierte und somit aufschlussreiche Empirie sowie teils unnötige Diskussionen über bestimmte Zuschreibungen, wie beispielsweise die immer wieder aufkeimende und anhaltende Diskussion darüber, ob den betroffenen Menschen Autonomie zugesprochen werden kann. Gerade bezüglich der letztgenannten Frage möchte ich an dieser Stelle lediglich anmerken, dass die Beantwortung dieser Diskussion nicht im Mittelpunkt der Betrachtung der vorliegenden Qualifizierungsarbeit steht, da deren Diskussion müßig erscheint und es, meines Erachtens, bei dieser Frage nur darum geht, woran Autonomie festzumachen ist, was je nach Blickwinkel und Ansatz (beispielsweise wird dies aus Sicht der Medizin an cerebralen Korrelaten festgemacht) divergiert.

Gerade die Studie von Jox und Kühlmeyer aus dem Jahr 2011[81] zeigt hierbei mittels qualitativer Befragung unter deutschen Neurologen, wie die Diagnose Wachkoma (in der Studie mittels der, zurzeit in der Fachwelt verwendeten, Diagnosen „vegetative state" und „minimal conscious state" auftauchend) bei behandelnden, und die Angehörigen sowie Betroffenen beratenden, Ärzten gesehen wird und welche Anschlusshandlungen sich hieraus ergeben. So divergieren dadurch dementsprechend die Anschlussbehandlung, die rehabilitative Begleitung und auch ethisch-moralische Überlegungen werden je nach Diagnose und Betrachtungsweise des Behandlers und Entscheiders angegangen, sowie dann auch an die Betroffenen herangetragen, was neben Unsicherheit bei den Betroffenen selbst, diese auch bei Angehörigen hervorruft und als weiteres Bindeglied die Arbeit der umsorgenden Fachkräfte (pflegerisch und/oder therapeutischer Natur) beeinflusst[82].

Neben dieser Form der qualitativen Befragung wird in weiteren Quellen aufgezeigt, dass es unter anderem eine Frage des Beobachters und seiner Haltung ist, ob und welche Diagnose ein

---

[80] Ciarrettino 2013, S. 42 f.
[81] s. hierzu Literaturverzeichnis; Jox, Kuehlmeyer 2013
[82] vgl. Jox, Kuehlmeyer 2013, S. 1 ff.

betroffener Mensch zugeschrieben bekommt. Hierbei muss auch erwähnt werden, dass die Quantität therapeutischer Unterstützungsangebote (Ergo-, Physio- und Logopädie, aber auch stationäre Rehabilitationsaufenthalte) auch anhand der gestellten Diagnose verordnet werden können, was unter anderem Auswirkungen auf den rehabilitativen Verlauf des betroffenen Menschen hat. Es gilt somit für den Beobachter bei der klinischen Diagnostik, eine „suchende Haltung[83]" einzunehmen, um den weiteren Verlauf mitzubestimmen. Weiterhin zeigt sich, dass eine solitär apparative Diagnostik zu einer großen Fehldiagnoserate führt und die klassische Neurologie als alleinige Profession nicht ausreichend ist, eine entsprechende Diagnose zu stellen. Vielmehr ist ein multidisziplinärer Ansatz hierbei zu verfolgen[84] [85]. So beschreibt der Wachko-maexperte Adam Geremek das zugrundeliegende Dilemma auch wie folgt: „Die Voraussetzung für die Diagnose und Therapie einer Erkrankung ist eine klare wissenschaftliche Definition ihrer Pathologie, Erscheinungsform und daraus resultierender Diagnosekriterien. Trotz unzähliger Veröffentlichungen klinischer Diagnosen durch Expertenkommissionen in unterschiedlichen Ländern ist diese Voraussetzung beim Wachkoma bis heute nicht gänzlich erfüllt. (…) Zusätzlich sind diagnostische Inkonsistenzen je nach Autor oder Komitee häufig vorzufinden[86]."

Die Theologen Thomas Kammerer und Christopher Mahar umschreiben das „Dilemma Wach-koma" ihrerseits in unterschiedlichen Veröffentlichungen aus theologischer Sicht damit, dass gerade die objektiv zu beurteilende Zu- oder Absprechung von Bewusstsein ohne Möglichkeit der Verortung desselbigen oder mittels Zuschreibungen je nach vorliegender Gehirnschädigung das Dilemma erst herbeiführt und zitieren dies mit den Worten Papst Johannes Paul II: „…dass der jedem Menschen innewohnende Wert und seine personale Würde sich nicht verändern, was immer auch seine konkreten Lebensumstände sein mögen. Ein Mensch ist und bleibt immer ein Mensch und wird nie zur Pflanze oder zum Tier, selbst wenn er schwerkrank oder in Ausübung seiner höheren Funktionen behindert ist[87]." Hier zeigen sich dementsprechend erste theologische Ansätze als Basis von Autonomiezuschreibungen für betroffene Menschen[88].

Somit zeigt sich abschließend der Definition des Diagnosedilemmas des Wachkomas zugrundelie-gende Problematik, weshalb der Ruf nach einer einheitlichen Darstellung in der Fachwelt gerecht-fertigt ist und woraus Unsicherheiten und Diskussionsbedarfe entstehen. Jedoch muss meinerseits

---

[83] Gerhard 2011, S. 319
[84] vgl. Steinbach, Donis 2011, S. 25 ff.
[85] vgl. Mahar 2012, S. 122
[86] Geremek 2009, S. 163
[87] zit. n. Kammerer 2011, S. 148
[88] vgl. Mahar 2012, S. 128

angemerkt werden, dass es sich nicht zwangsläufig für mich erschließt, ob die Art der Diagnose den Umgang mit den betroffenen Menschen verändert und die Diagnosestellung mit deren Folgen ist, meines Erachtens, lediglich in einer eventuellen selbsterfüllenden Prophezeiung auszumachen[89].

Neben der Uneinheitlichkeit in der Diagnosestellung wird das Krankheitsbild des Wachkomas oft in die Nähe ähnlich gerichteter Erkrankungen, beziehungsweise Krankheitsbilder verortet, wodurch eine klare Grenzziehung als Diskussionsgrundlage schwierig wird und wodurch unzutreffende Zuschreibungen entstehen, sodass beispielsweise auch ethisch-moralische Dilemmata auf einer falschen Grundannahme geführt werden.

Mit Sicherheit ist auch die Problematik der Verortung der Erkrankung in der Unsicherheit bei der Diagnosestellung zu sehen, was bedeutet, dass die unklare Definition der unterschiedlich existierenden Diagnosen dazu führt, dass Parallelen zu anderen neurologischen Erkrankungen gezogen werden.

Meinerseits sei hierbei noch erwähnt, dass zwar die Diagnosen Amyotrophe Lateralsklerose (ALS), Multiple Sklerose, Chorea Huntington, Locked-In-Syndrom und die Alzheimer-Demenz (mit Abstrichen auch die Parkinson-Demenz) in Ansätzen der Symptomatik des Wachkomas[90] [91] [92] ähneln, und unter anderem auch teilweise in den konzeptionellen Rahmenbedingungen der neurologischen Phase F als zu umsorgendes Klientel aufgeführt werden, diese jedoch, meines Erachtens nach, einer dem Wachkoma abweichenden pflegerisch-therapeutischen Begleitung bedürfen, sodass eine Abgrenzung hierzu vorgenommen werden sollte und folgend meinerseits auch wird.

Als kurzer Beleg zur „Verwechslungsgefahr" weiterer neurologischer Erkrankungen, die mit dem Wachkoma oft in einem Atemzug genannt werden, dient beispielsweise folgendes Zitat, welches die Abgrenzung zu hirntoten Menschen vornehmen soll: „Häufig werden solche Patienten nicht mehr in ihrer Ganzheit gesehen, da Körper, Geist und Seele nicht mehr im unmittelbaren Zusammenhang zu stehen scheinen. Jedoch werden sie biologisch nicht als tot wahrgenommen – rein optisch – (…)[93]."

In der gängigen Fachliteratur fällt gerade diese Abgrenzung immer wieder auf und muss jedes Mal vorgenommen werden. Einerseits kann dies natürlich positiv gesehen werden, damit

---

[89] vgl. Mc Cann, Stowe, Delargy, Carroll 2012, S. 34
[90] vgl. Geremek 2009, S. 55 ff.
[91] vgl. Steinbach, Donis 2011, S 35 ff.
[92] vgl. Hiemetzberger 2006, S. 32
[93] ebenda, S. 13

etwaige Erkrankungen nicht mit dem Wachkoma assimiliert werden, andererseits zeigt sich dabei, dass eine derartige Verortung bei ähnelnden Krankheitsbildern gängige Praxis ist, wodurch in der gesellschaftspolitischen Diskussion beispielsweise das Wachkoma dem Hirntod annähernd gleichgestellt wird und somit in der Frage nach einem „humanen" Sterben immer wieder auftaucht[94] [95].

Insgesamt gesehen hängt der enge Bezug zwischen der Diagnose Wachkoma und der Frage nach Sterbehilfe sicher auch damit zusammen, dass bekannte Autoren (Borasio, Jox, Zieger, um nur einige zu nennen) beide Phänomene wissenschaftlich aufarbeiten und in beiden „Professionen" als Experten angesehen werden. Jedoch kann bei legalen Formen der Sterbehilfe bei Menschen im Wachkoma festgehalten werden, dass ein Nahrungsentzug bei Menschen, die keine Sterbenden sind, und dies sind betroffene Menschen im Wachkoma zuallererst mal, anders zu bewerten ist als bei Menschen, die einer palliativen Versorgung unterstehen, nämlich als Unterlassen mit Todesfolge[96].

Gerade die Verortung des Krankheitsbildes Wachkoma in der Nähe zu Patienten mit Hirntoddiagnose ist gesellschaftlich ein immer wieder aufkeimendes Thema, ist jedoch mittels gängiger Definitionen zu beiden Krankheitsbildern klar diskussionsentziehend argumentativ widerlegbar. So definiert sich der Hirntod „als Zustand der irreversibel erloschenen Gesamtfunktion des Großhirns, des Kleinhirns und des Hirnstamms[97]", der „Teilhirntod", mit welchem das Wachkoma oft umschrieben wird, hingegen über „intakte Hirnstammfunktionen mit mutmaßlich für immer erloschenem Bewusstsein[98]."

Recht kompakt grenzt Jox symptomverwandte Zustände von dem des Wachkoma ab: „Die Grenzen sind „nach unten" durch Koma bzw. Hirntod und „nach oben" durch das Minimal-bewusste Syndrom gegeben[99]", obwohl dies, meines Erachtens nach, zu reduktionistisch und durch die Abgrenzung zum minimalbewussten Zustand auch falsch gerichtet dargestellt ist.

Abschließend sei hier angemerkt, dass etwaige ähnliche neurologische Diagnosen, die cerebralen Ursprungs sind oder dementsprechende Auswirkungen haben, mittels klinisch-apparativer Diagnostik und weiterer Testverfahren eindeutig abgrenzbar sind, ein explizites

---

[94] vgl. Borasio 2013, S. 112 ff.
[95] vgl. Jox 2013, S. 42
[96] vgl. Zieger 2002, S. 5
[97] Hiemetzberger 2006, S. 26
[98] ebenda, S. 27
[99] Jox 2011a, S. 117

Aufzeigen der diagnostischen Struktur jedoch den Rahmen des vorliegenden Buches sprengen würde und der Fragestellung nicht dienlich wäre, weshalb ich an dieser Stelle darauf verzichten möchte.

Abschließend hierzu sei für den weiteren Verlauf des Buches meinerseits erwähnt, dass sich die zugrundeliegende Forschungsfrage am Vollbild des Wachkomas orientiert, äquivalent eines permanenten minimalen Bewusstseinszustandes in Nähe des „vegetativen Status" zu sehen. Um es symptomatisch zu umschreiben: die Forschungsfrage bezieht sich auf neurologisch schwer geschädigte Menschen, die weder aktiv verbal kommunizieren können, noch aktiv Beziehungen halten, beziehungsweise in Kontakt treten können. Die organischen Funktionen sind im Bereich des Stammhirns noch vorhanden, wodurch die vitalen Funktionen selbständig aufrechterhalten werden können. Somit sind die für diese Studie relevanten Menschen auf basaler Ebene erreichbar.

2.1.3 Die konzeptionellen Rahmenbedingungen in der stationären Langzeitversorgung der neurologischen Phase F

Einleitend möchte ich einen kurzen Exkurs zur Definition der stationären Langzeitpflege als darauf aufzubauendes Gerüst anführen.

Bereits seit Jahrhunderten wurden ältere und hilfsbedürftige Menschen in Organisationen der privaten Wohltätigkeit und in religiösen Institutionen gepflegt. Der Begriff der Langzeitversorgung stammt aus dem angloamerikanischen Raum und deren Ziel ist die Versorgung hilfsbedürftiger Menschen, die über einen längeren Zeitraum Unterstützungsangebote entsprechend ihrer Funktionseinschränkungen benötigen. Hierunter fallen Einrichtungen wie Altenheime sowie Heime für körperliche und psychisch behinderte Menschen. Die Aufgaben der Langzeiteinrichtungen finden sich in der psychosozialen und der Alltagsbegleitung, der Unterkunft und Verpflegung der dort lebenden Menschen und der medizinisch-pflegerischen Versorgung[100]. Die Umsorgung[101] von neurologisch betroffenen Menschen entsprechend der Definition der neurologischen Phase F integriert hierbei noch rehabilitative pflegerisch-therapeutische Aspekte, die in den folgenden Ausführungen detaillierter beleuchtet werden. Diese werden in der ursprünglichen stationären Langzeitversorgung in geringerer Intensität zwar auch angeboten, bilden jedoch nicht in dem Maße, wie in der neurologischen

---

[100] vgl. Heckmann 2013, S. 3
[101] da mir der Begriff der „Versorgung" bei der Darstellung der Arbeit mit Menschen widerstrebt, nutze ich explizit in meinen Ausführungen den Begriff der „Umsorgung"

Rehabilitation, die Grundlage und Basis der konzeptionellen Ausrichtung, die mit den unterschiedlichen Kostenträgern erarbeitet wurden.

Zum weiteren Verständnis soll an dieser Stelle die Definition der neurologischen Phase F entsprechend der Konzeption der „Deutschen Vereinigung für die Rehabilitation Behinderter e. V." dienen[102]:

„Unter der Phase F der neurologischen Rehabilitation wird die Behandlungs- und Rehabilitationsphase verstanden, in der dauerhaft unterstützende, betreuende und/oder zustandserhaltende Leistungen erforderlich sind. Zu diesen Leistungen können in Abhängigkeit von Befinden und Bedarfslage der betroffenen Personen Grund- und Behandlungspflege, ständige Beaufsichtigung, medizinisch-diagnostische und medizinisch-therapeutische, psychodiagnostische und psychotherapeutische sowie heilpädagogisch-sozialtherapeutische Maßnahmen, Leistungen zur Unterstützung der schulischen, beruflichen und sozialen Eingliederungen, Beratung und schließlich betreute Wohnversorgung bis hin zum stationären Langzeitaufenthalt gehören[103]." Somit ist die neurologische Phase F charakterisiert durch die Langzeitversorgung der betroffenen Menschen und der Vermeidung von Sekundär- und Tertiärschäden durch zustandserhaltende, aktivierende Dauerpflege mit therapeutischer Behandlung und der Integration rehabilitativer Ansätze[104] [105] [106].

Um die vielfältigen Ausprägungen des Krankheitsbildes aufzuzeigen und adäquat behandeln zu können, wurde in Kooperation der „Bundesarbeitsgemeinschaft Phase F" und des „Bundesverbandes Schädel-Hirnpatienten in Not e.V." ein Rehabilitations-Phasenmodell konstruiert, welches den Verlauf eines neurologischen Schädel-Hirn-Traumas abbildet von der Akutschädigung über Rehabilitationsphasen bis hin zur stationären Langzeitversorgung oder auch der vollständigen Rehabilitation.

Wie bereits erwähnt, wurde in Kooperation der umsorgenden stationären Einrichtungen mit den entsprechenden Kostenträgern[107] ein Rahmenkonzept entwickelt, welches die vollstationäre Begleitung der betroffenen Menschen in folgenden Dimensionen (unterteilt in die Personenkreise Menschen mit schweren und schwersten neurologischen Schädigungen in

---

[102] das neurologische Phasenmodell befindet sich im Abbildungsverzeichnis unter Abbildung 1
[103] zit. n. Riehl 2013, S. 4
[104] vgl. Nydahl 2007, S.11
[105] vgl. Horn 2008, S. 22 ff.
[106] vgl. Bienstein, Hannich 2001, S. 10
[107] in Hessen waren dies beispielsweise verschiedene Kranken- und Pflegekassen mittels der Landesverbände der Pflegekassen, deren Medizinischer Dienst, der Landeswohlfahrtverband Hessen, der Hessische Städtetag, das Regierungspräsidium Gießen mittels der Hessischen Heimaufsicht und der Hessische Landkreistag

Phase F, beatmungspflichtige Menschen und Menschen mit organisch bedingten Persönlichkeitsstörungen in Phase F) regelt und, annähernd, standardisiert (Stand neuester Fassung vom Juni 2010): Personenkreis, Allgemeine Pflegeleistungen (Grund- und Behandlungspflege, soziale Betreuung), Unterkunft (Größe, Struktur und räumliche Ausstattung der Einrichtung, sowie Hilfs- und Pflegehilfsmittel), Personalstruktur (Qualifikation, Personalausstattung), Kurzzeitpflege, Vernetzung, Gestaltung des Tages (Ziele, leistungsrechtliche Zuordnung, Maßnahmen zur Gestaltung des Tages (SGB XII)), Personalstruktur, räumliche und sächliche Ausstattung[108] [109]. Da zur Beantwortung der zugrundeliegenden Forschungsfrage lediglich die Bereiche der Personalstruktur und der Begleitung, beide Bereiche aufeinander beziehend, der betroffenen Menschen im Personenkreis der „Menschen mit schweren und schwersten neurologischen Schädigungen in Phase F" als prioritär anzusehen sind, werden nur diese detaillierter beleuchtet folgend aufgezeigt.

In der Umsorgung der anvertrauten Menschen in stationären Langzeitpflegeeinrichtungen der neurologischen Phase F[110] beträgt die umzusetzende Fachkraftquote 70% des eingesetzten Personals. Diese müssen entsprechend Gesundheits- und Krankenpflegefachkräfte der unterschiedlichen Fachrichtungen (Krankenpflege, Altenpflege, Kinderkrankenpflege) sein. Neben Kenntnissen verschiedenster anerkannter pflegerisch-therapeutischer Konzepte, welche nachfolgend noch genauer benannt werden, ist die kontinuierliche Fortbildung in diesen Fachrichtungen zwingend vorgeschrieben und pflegebezogene Themen werden als essentielle Grundlage der Fort- und Weiterbildungsstruktur angesehen. Eine Besonderheit umfasst die Leitung des Pflegebereichs, welche eine mindestens zweijährige Erfahrung in der Pflege und Betreuung von Menschen mit Schädel-Hirnschädigungen nachweisen muss. Die der Konzeption entsprechende Personalausstattung im Pflege- und Betreuungsdienst entspricht bei Pflegestufe 2 dem Schlüssel 1 zu 1,41 und bei Pflegestufe 3 1 zu 1,1. Zusätzlich erhalten die in den Einrichtungen lebenden Menschen Unterstützungsangebote im Bereich der Gestaltung des Tages entsprechend des SGB XII zur sogenannten „Teilhabe am Leben in der Gemeinschaft mittels der Leitziele der Partizipation, Selbstbestimmung und Eigenverantwortung" durch zusätzliche Betreuungsleistungen

---

[108] vgl. „Hessisches Rahmenkonzept zur stationären Langzeitbetreuung von betroffenen Menschen in der neurologischen Phase F"; s. Angabe der Internetquellen im Anhang
[109] vgl. Steinbach, Donis 2011, S. 85 ff.
[110] welche je nach Einrichtung von solitären Einrichtungen dieser Fachrichtung über einzelne Stationen in größeren Einrichtungen mit unterschiedlichen Krankheitsbildern bis hin zu Einrichtungen mit insgesamt durchmischtem Klientel reichen

entsprechend der jeweiligen Bedarfslagen, welche sich im kommunikativen, kognitiven, sozialen und emotionalen Bereich, entsprechend der Konzeption, wiederfinden[111].

Neben diesen konzeptionellen Umschreibungen der Voraussetzungen finden sich in Artikeln von Fachexperten jedoch noch weitere Kompetenzen, welche die umsorgenden pflegerisch-therapeutischen Fachkräfte für die Arbeit mit den anvertrauten Menschen als Grundvoraussetzung zur rehabilitativ-pflegerischen Behandlung der Menschen innehaben sollten. Hierbei reicht die Spannweite von einer reflektierend-neutralen Intuition[112] über eine widersprechende Haltung zu biomedizinischen Ansichten[113] bis hin zu einer hohen Motivation zur Integration rehabilitierender Aspekte[114] und der Fähigkeit zur Integration von Angehörigen als weitere Verantwortungsträger[115]. Nicht zu Unrecht spricht der Wachkomaexperte Marcello Ciarretti-no, welcher die Fort- und Weiterbildung von „Pflegeexperten für Menschen im Wachkoma und MCS[116]" konzipierte, bei der Pflege von Wachkoma betroffenen Menschen von der Königsdisziplin der pflegerischen Umsorgung.

Neben diesen persönlichen und beruflich-fachlichen Voraussetzungen, die mittels langjähriger Erfahrung und Expertise erworben werden sollten, gilt es anerkannte pflegerisch-therapeutische Aspekte in die tägliche Arbeit mit den Bewohnern der stationären Langzeiteinrichtungen zu integrieren. Neben den gängigen und wissenschaftlich anerkannten pflegerischen Interventionen der Grund- und Behandlungspflege, sind dies unterschiedlichste therapeutische Ansätze, welche mittels Fort- und Weiterbildung, wie bereits erwähnt, einer ständigen Auffrischung und Aktualisierung unterliegen. Diese sind, neben den ursprünglichen Therapieansätzen der Ergo-, Physiotherapie und Logopädie, folgende Bereiche und Therapiekonzepte: das Affolter-Modell, Basale Stimulation, Kinästhetik, die Therapie des Facio-Oralen Traktes nach Coombes (F.O.T.T.®), die schmerzfreie Förderung, Aufbau von Initialberührungen, Stufen der Wahrnehmungsentwicklung, Elemente des Snoezelen, Elemente des körpernahen Dialogs, Musiktherapie, Umgebungsgestaltung, tiergestützte Therapie und Verfahren zur Anbahnung und zum Aufbau von Ja/Nein-Codes[117][118][119][120].

---

[111] vgl. „Hessisches Rahmenkonzept zur stationären Langzeitbetreuung von betroffenen Menschen in der neurologischen Phase F"
[112] vgl. Ciarrettino 2011, S. 50
[113] vgl. Horn 2008, S. 24
[114] vgl. Nelißen 2012, S. 31
[115] vgl. Horn 2010, S. 222 ff.
[116] vgl. Homepage „Bildungsakademie und Wissenschaft im Gesundheitswesen"; s. Internetquellen
[117] vgl. Zieger 2011,S. 38
[118] vgl. Nydahl 2007, S. 37 ff.

Zusammenfassend zeigt sich somit, dass die stationäre Betreuung und Begleitung eines multiprofessionellen Ansatzes bedarf und der jeweilige Mitarbeiter transdisziplinäre Grundvoraussetzung mitbringen sollte, um die zu umsorgenden Menschen adäquat behandeln und gegebenenfalls auch rehabilitieren zu können. Darüber hinaus bieten diese Voraussetzungen eine breite Basis, um die Menschen partizipativ integrieren zu können und somit ihren rehabilitativen Verlauf gegebenenfalls mitzubestimmen. Somit bietet bereits das „Rahmenkonzept zur vollstationären Versorgung von Menschen mit schweren und schwersten neurologischen Schädigungen in Phase F und/oder Beatmungspflicht und Menschen mit organisch bedingten Persönlichkeitsstörungen in Phase F in Hessen[121]" erste Ansätze zur Allokation eines partizipativen Gestaltungsspielraums, welche sich in den Grundsätzen der personalen Voraussetzungen und der Ziele der Gestaltung des Tages nach SGB XII zusammenführen lassen.

2.2 Ethische Entscheidungsfindungsmodelle und ihre Anwendbarkeit auf das Phänomen Wachkoma

Im folgenden Kapitel möchte ich den Bereich der ethischen Entscheidungs-findungsmodelle aus Sicht und in der Anwendung der Pflegeethik darstellen. Hierbei erfolgt ein kurzer Exkurs zur Darstellung der Pflegeethik, bevor einige Konzepte dargestellt werden, wobei „worst-case" Beispiele ebenso wie anerkannte Modelle angeführt werden. Darauf aufbauend erfolgt eine Anwendungsadaption in der Praxis anerkannter und angewandter Modelle auf das Phänomen des Wachkomas mittels einer Art oberflächlicher Anwendungsanalyse.

2.2.1 Ethische Entscheidungsfindungsmodelle und ihre pflegerische Relevanz

Als Grundvorrausetzung dient die kurze definitorische Beschreibung und Verortung des Themengebietes der ethischen Entscheidungsfindung in vorliegender Fragestellung im Bereich angewandter Ethik der Pflegeethik.

Die Pflegethik als eigenständige Bereichsethik, jedoch als Ergänzung zur Medizinethik zu sehen, ist als eine Form angewandter Ethik zu verstehen und hat die Aufgabe, Lösungsansätze als „mittlere" moralische Grundsätze auf spezifische Fragen im erweiterten Handlungsspielraum der Gegenwart anzubieten und schließt insbesondere die Frage der Begründung von

---

[119] vgl. Steinbach, Donis 2011, S. 175 ff.
[120] vgl. Riehl 2013, S.33 ff.
[121] so der vollständige Name des Konzeptes

Lösungsansätzen ein[122]. Pflegende an sich sind gerade in Fragen ethischer Entscheidungsfindung als Partizipierende in Konzepten, wie dem „Informed Consent" oder dem „Shared Decision Making", als auch Advocat der ihnen anvertrauten Menschen und somit als Autonomieförderer zu bezeichnen[123]. Weiterhin bedient sich die Pflegeethik der Grundsätze der Pflicht- und Folgenethik, als auch der Tugendethik und tangiert diverse weitere ethische Fachrichtungen, wie die, später noch näher zu definierende, Care-Ethik, die Gesundheitsethik und die Medizinethik[124]. Somit stellt sich das Aufgabengebiet der Pflege als Profession divergierend zu medizinischen Herausforderungen in ethischen Entscheidungsprozessen dar, wobei der Blickwinkel hierbei nicht nur aus Betroffensicht erfolgt, sondern auch eine kritische Betrachtung beteiligter Professionen, wie der der Medizin, erfolgt, weshalb die „Pflegeethik als kritische Institutionenethik[125]" innerhalb der Verortung einer Organisationsethik zu bezeichnen ist. Pflegeethik an sich hat kurzgefasst die Aufgabe, den Professionsmitgliedern einen Rahmen zu geben, in welchem berufsethische Probleme reflexiv betrachtet, professionstypische Handlungskonflikte wahrgenommen und beurteilt werden können sowie darauf aufbauend die ethische Lösungskompetenz gefördert wird. Allgemeinbetrachtet liefert die Pflegeethik somit Aussagen zu Werthaltungen der eigenen Profession, welche sich an sittlichen Maßstäben (Mitgefühl, Sorge und helfendes Handeln für betroffene Menschen) ausrichtet und somit auch gegenüber anderen Professionen und gesellschaftlichen Strukturen vertritt[126] [127]. Der Bereich der Pflegeethik dient somit als Rahmung der Thematik der ethischen Entscheidungsfindung in vorliegendem Themenkomplex, wobei natürlich aufgrund der Partizipation multiprofessioneller Teams bei derartigen Fragen auch Grundsätze weiterer berufsbezogener ethischer Fachrichtungen tangiert werden, vornehmlich die der Medizinethik.

Eine Entscheidung, als definitorische Vorausannahme, ist ein Entschluss von Einzelnen oder von Gruppen als Folge einer prozesshaften Alternativenreflexion (einer Entscheidungsfindung), wodurch in unterschiedlichen Bereichen (persönlich, wirtschaftlich, politisch etc.) Wirklichkeiten entstehen und der Mitentscheider somit zum Verantworter wird; allerdings nicht totalitär, sondern aufgrund der Determination weiterer Einflussfaktoren eher

---

[122] vgl. Lutz-Bachmann 2013, S. 197
[123] vgl. Bobbert 2002, S.89 ff.
[124] vgl. Monteverde 2012, S. 20 ff.
[125] Großklaus-Seidel 2012, S. 85
[126] ebenda, S. 87 ff.
[127] vgl. Körtner 2012, S. 40

partizipativ[128]. Im pflegerischen Setting der stationären Langzeitpflege sind, gerade im Hinblick auf Therapiezieländerungen, ethische Grenzfragen in Form von Entscheidungen als alltägliche Dilemmata erlebbar. Pflegende sehen sich in ihrer fürsorglichen Haltung und als Advokat ihnen anvertrauter und zu umsorgender Menschen als Berater derer und ebenso als stellvertretender Mitentscheider in einem partizipativen und wenn möglich multidisziplinären Entscheidungsprozess und werden somit als Handelnde zum ethischen Subjekt[129]. Somit sind Fragen nach einer autonomen Willensbekundungen um die „Dimensionen des Anspruchs auf Entfaltung von Autonomie[130]" zu ergänzen, was durch ethische Entscheidungsfindungsmodelle, sofern ihnen ein partizipativer Charakter unterliegt, versucht wird, zu erreichen.

Hierbei steht vorrangig die Abwägung von Fürsorge[131] und Autonomie[132] im Fokus der Dilemmata; Martin Teising spricht in diesem Zusammenhang gar von der Entscheidung zwischen Autonomie und Abhängigkeit als zentralem Konflikt[133]. Diese zwei Prinzipien werden jedoch weniger verstanden als Gegenpole, als vielmehr sich ergänzende Prinzipien[134], da eine Abwägung, nach Ulrich Eibach, ein theologischer Ethiker, dazu führen könnte, dass eine Überbetonung der Autonomie dazu führt, dass es Menschen gibt, die über „die Fähigkeit zur Selbstbestimmung nicht verfügen, nie mehr verfügen werden oder niemals verfügt haben[135]." Dies führt wiederum dazu, dass die Autonomie, als Grundlage der Menschenwürde gedacht, die Gefahr birgt, dass das Leben der implizierten Menschen als „menschenunwürdig" oder „lebensunwert" angesehen wird[136]. Somit wird keine Abwägung vorgenommen, sondern beide Prinzipien als sich ergänzende angenommen. Die Frage nach der Abhängigkeit im Sinne einer Abwägung zwischen Autonomie und Abhängigkeit von Mitentscheidern in Person der Pflegekraft stellt sich hierbei, aufgrund der Verortung im Sinne einer Care-Ethik, auf welche im weiteren Verlauf noch näher eingegangen wird, nicht[137], da beide Parteien,

---

[128] vgl. Höffe 2008, S. 63 ff.
[129] vgl. Großklaus-Seidel 2002, S. 114
[130] Becker, Xander 2008, S. 48
[131] Fürsorge verstanden als Gegenpol zum ärztlichen Paternalismus, der sich im pflegerischen Setting, meines Erachtens, eher als Fürsorgeaspekt umschreiben lässt; siehe hierzu auch Großklaus-Seidel 2002, S. 140 ff.
[132] auf die Definitionen im Zusammenhang stehender Begriffe wie Ethik, Moral, Gewissen, Menschenwürde oder die Frage nach Person oder Mensch wird hier aufgrund von Platzgründen und der Unangemessenheit im Hinblick auf die vorliegende Fragestellung verzichtet und diese Konzepte als bekannt vorausgesetzt
[133] vgl. Teising 2009, S. 36 ff.
[134] vgl. Breitsameter 2011, S. 60 ff.
[135] zit. n. Pfabigan 2011, S. 75
[136] ebenda
[137] vgl. Teising 2009, S. 36 f.

Bewohner und Pflegende, Verantwortung tragen und sich gegenseitig, bedingt durch die Gleichberechtigung als Partner, auch Rechenschaft schuldig sind[138].

Ethische Fragen im pflegerischen Setting können beispielsweise Fragen nach der Indikation der künstlichen Ernährung und Hydration, beziehungsweise das Einstellen derselbigen Interventionen, der Therapiezieländerung von Ressourcenförderung hin zur Palliation, des Unterlassens invasiver Maßnahmen[139] oder die Priorisierung „pflegeferner" Aspekte, wie beispielsweise das Voranstellen der atemerleichternden Lagerung trotz Dekubitus, sein[140]. Eine Entscheidungshilfe können hierbei ethische Entscheidungsfindungsmodelle, sozusagen als „moralisches Werkzeug ethischer Urteilsbildung", sein. Ethische Entscheidungsfindungsmodelle basieren zwar selbstverständlich auf der gängigen Rechtsprechung, werden jedoch bewusst nicht solitär durch diese legitimiert und finden nicht nur per Gesetz ihren Ausdruck. So dienen zwar Hilfsmittel der stellvertretenden Entscheidung[141] als Möglichkeiten der Willensdarstellung, jedoch nicht per se als Willensermittlung. In diesem Zusammenhang ist das „Stufenschema zur Ermittlung des Patientenwillens" nach Borasio et al. zu nennen. Hierbei bilden die Stufen „aktuell erklärter Wille des aufgeklärt-einwilligungsfähigen Patienten", „vorausverfügter Wille durch schriftliche Patientenverfügung", „mutmaßlicher Wille abgeleitet aus früheren Wertvorstellungen" und „Entscheidungen zum Wohl des Patienten anhand der medizinisch indizierten Maßnahme" eine Ablauffolge, wobei die nächste Stufe erst handlungsleitenden Charakter erhält, wenn die vorherige nicht vorliegt oder zutrifft[142]. Dieses Schema ist somit als justiziabel intendiert zu bezeichnen, kann jedoch, bis auf das Verharren in Stufe 1, nicht als betroffenenintendiert bezeichnet werden. „Ethik entzieht sich der Verfügungsgewalt staatlicher Macht: So kann nicht das Ethische festgelegt werden, sondern nur das Gesetz an der Ethik ausgerichtet und überprüft werden. (…) Recht kann daher nur Ausdruck der Ethik sein, nicht aber die Ethik formen[143]." Als Vermittlung der beiden Zweige sollen ethische Entscheidungsfindungsmodelle helfen.

Insbesondere im Hinblick auf das Phänomen Wachkoma stellen ethische Entscheidungsfindungsmodelle durch ihre vermeintliche Anwendbarkeit auf ethische Grenzfragen ein probates Mittel dar, um Entscheidern Entlastung zu bieten[144].

---

[138] vgl. Großklaus-Seidel 2002, S. 142; in Bezug zu Tschudins Konzepten
[139] im Sinne von intravenösen Antiobiosengaben etc.
[140] vgl. Kränzle, Schmid, Seeger 2007, S. 82 ff.
[141] siehe hierzu die Ausführungen in Kapitel 2.3.1
[142] vgl. Jox 2013, S. 134
[143] Patjens 2013, S. 154
[144] siehe hierzu die noch folgenden Kapitel

„Ethische Orientierung ist nicht nur vonnöten in ethischen Entscheidungssituationen, die mit dem Wachkoma verbunden sind (…), sondern auch das alltägliche Im-Leben-Bleiben ist eine Grenzsituation, die ethischer Orientierung bedarf[145]."

Ethische Orientierung, wie sie hier im Zitat verstanden wird, bedarf anwendbarer Mittel, um der Orientierung handhabbare Konzepte an die Hand zu geben. Diese werden als ethische Entscheidungsfindungsmodelle bezeichnet und folgend, per Auswahl der bekanntesten und in der Praxis als am anwendbarsten angesehen, allgemeindefinitorisch beschrieben.

Weitere, als die bereits genannten, Themen pflegerisch-ethischer Fragestellungen finden sich, basierend auf wissenschaftlichen Untersuchungen in Artikeln von Pflegezeitschriften durch Devrient 2007, in folgenden Gebieten: „Schmerzen, Tabus in der Pflege, Theorie-Praxis-Transfer der Ethik, Klinische Ethikberatung und Ethikkomitee, Machtverhältnisse in der Pflege, Gewalt in der Pflege, Würde, Sprache als ethische Aufgabe, Scham und Ekel, Liebe und Sexualität[146]", welche sich in folgend alltäglichen ethischen Problemen darstellen „Verweigerung, sich zu waschen oder zu essen, Ressourcenmangel, Wahrung der Privatsphäre, Konflikte mit den Angehörigen, Beurteilung der Entscheidungsfähigkeit von Patienten/Bewohnern, Entscheidungen über lebensverlängernde Maßnahmen, Anwendung von Zwang[147]." Besonders die Bereiche der Beurteilung der Entscheidungs-fähigkeit und Entscheidungen über lebensverlängernde Maßnahmen sind als prozesshafte Entscheidungsfindungsansätze zu sehen, welche mittels Modellen und/oder Konzepten untermauert werden können. Auch die beiden, oftmals auf Grund der Nähe zu den betroffenen Menschen so zu bezeichnenden, Pole Pflege und Medizin und ihre divergierenden Situationseinschätzungen führen zu Entscheidungsproblematiken mit unklarer Verantwortung[148], welche Reinhart mittels des Begriffs der „Chronifizierung unaufgelöster Dilemmata[149]" treffend beschreibt. Um dies zu umgehen und, losgelöst vom emotional überlagerten Lösungsweg, zu versachlichen und nüchtern zu betrachten, sollen ethische Entscheidungsfindungsmodelle Entlastungen herbeiführen und das Wohl des Patienten[150] als oberstes Leitziel innehaben, sowie der emotionalen Belastung, im Sinne des viel zitierten schlechten Gewissens aus Angst vor Fehlentscheidungen, die alleine dadurch entsteht, dass Pflegende in ethischen Entscheidungs-

---

[145] Schäper 2006, S. 6
[146] zit. n. Reinhart 2013, S. 118 f.
[147] Reinhart 2013, S. 119
[148] fernab der gesetzlichen Verantwortung vor allem in der moralischen zu sehen
[149] Reinhart 2013, S. 119
[150] nicht verstanden im Sinne einer Kuration als vielmehr in Form von Willensberücksichtigung im Sinne der Autonomie

prozessen als Beteiligte an Entscheidungen über eines anderen Leben zu sehen sind, entgegenwirken[151]. Somit ist die praktische Anwendung angeführter Konzepte auch als Bereich der angewandten Ethik, hier im Sinne einer Pflegeethik, und als Bereichsethik zu verstehen.

Folgend möchte ich einige, in der Praxis anerkannte, Modelle ethischer Entscheidungsfindung erläutern, wobei in Kapitel 2.2.3 eine oberflächliche Anwendbarkeitsanalyse ausgewählter Modell erfolgt, um einen Einblick in die Anwendung ethischer Entscheidungsfindung geben zu können.

Als Einstieg möchte ich zwei, bezeichnenderweise unbekannte Ansätze aufzeigen, um zu verdeutlichen, dass das Themengebiet gerade im pflegerischen Setting nicht durch seine Einfachheit gekennzeichnet ist, worauf die zwei folgenden Ansätze hinweisen, wobei angemerkt werden muss, dass diese nicht in aller Einzelheit aufgezeigt werden können und eine detailliertere Auseinandersetzung vertiefendere Erkenntnisse liefern kann. Bewusst wähle ich hier nicht einen „best-practice-Ansatz" sondern eine Art „worst-case-Ansatz", um die Problemlagen zu vergegenwärtigen.

Der erste Ansatz auf welchen ich, unter anderem, bei meiner Recherche stieß, ist der Ansatz der ethischen Entscheidungsfindung nach Bleisch und Huppenbauer. Beide betonen die praktische Anwendbarkeit des Konzeptes auf alltägliche moralische Probleme und nennen unter anderem auch die Frage nach Suizidbeihilfe im Setting Pflegeheim als Beispiel von Fragen auf die das Konzept angewendet werden kann[152]. In ihrem Konzept stellen sie ein fünfschrittiges Verfahren dar, welches in seinen Unterpunkten alltägliche Anwendbarkeit ausstrahlen soll. Die fünf Schritte sind: die Ist-Analyse, das Benennen der moralischen Frage, die Analyse der Argumente, Evaluation und Entscheidung sowie Implementierung[153]. Selbstverständlich besticht das Modell aufgrund seiner Schlichtheit und der Möglichkeit des Fällens einer Entscheidung, was in dem Konzept auch so zum Ausdruck kommt. Anlehnen lässt es sich jedoch an prozesshafte Zyklusstrukturen, wie auch den Pflegeprozess oder den PDCA-Problemlösungsprozess, und ist somit auch eher dort verortbar. Meines Erachtens störend ist hierbei jedoch die Auslegung auf existenzielle Fragen, wie die genannte Suizidbeihilfe, und wäre eher anwendbar auf Fragen ethischer Dilemmata. Ein ethisches Entscheidungsfindungsmodell, wie es in der vorliegenden Studienfrage angewendet werden kann,

---

[151] vgl. Ambrosy, Löser 2006, S. 87 ff.
[152] vgl. Bleisch, Huppenbauer 2011, S. 5
[153] ebenda, S. 15 ff.

glänzt jedoch in keinem Fall damit, zwangsläufig handhabbare Entscheidungen herbeizuführen, sondern sieht sich als prozesshaftes Beratungs- und Begleitinstrument, welches im besten Fall eine Alternative aufzeigen kann, jedoch nicht zwangsläufig eine ethisch-einwandfreie Entscheidung herbeiführt, was natürlich trotz dessen als Ergebnis des Prozesses herauskommen kann.

Ein weiteres Beispiel, welches einen sehr interessanten Ansatz bietet, ist der Ansatz Jox´, welcher diesen im Rahmen von „End-of-life decision making", also Fragen zum Ende des Lebens, vorstellt. Meinerseits angemerkt werden muss, dass dies hier stark rudimentär vorgestellt wird und zum Ansatz noch mehrere Aspekte hinzukommen, jedoch finde ich die Darstellung stark verwirrend und, meines Erachtens, auch mit der Gefahr zur Fehlinterpretation solcher Fragen verbunden. Jox beschreibt Fragen von Entscheidungen zum Lebensende mittels mathematischer Formeln. Natürlich füllt er jene noch mit Erläuterungen, jedoch birgt der Ansatz eine rudimentäre Denkweise und verführt dazu, solche Entscheidungen mathematisch abzuwägen und somit rein faktisch und losgelöst von jeder Emotion und des Lebensweltbezugs des betroffenen Menschen zu sehen.

Seine Formel zur Berechnung und gegebenenfalls zum Erhalt des Lebens lautet wie folgt:

$$W_{curr} + (P * W_{best}) + V_{biol} > V_{LAD}$$

Übersetzt bedeutet dies, dass die Kombination von aktuellem Wohlbefinden des Menschen (dargestellt als $W\ curr$), sowie die Multiplikation der Prognose (dargestellt als P) mit dem künftig angenommenen Wohlbefinden (dargestellt als $W\ best$) unter Hinzunahme des biologischen Wertes des Lebens (dargestellt als $V\ biol$), welches das Leben an sich als positiven Wert in sich trägt, gegenübergestellt des angenommenen Wertes des Lebens nach dem Tod (dargestellt als $V\ LAD$) darüber entscheidet, ob ein Leben weitergeführt oder beendet werden kann. Somit stellt sich eine ethische Entscheidungsfindung anhand mathematischer Formeln dar[154]. Auch wenn eine Forschungsfrage, wie in vorliegendem Buch, durch seine nüchterne und sachlich-informative Betrachtung bestechen sollte, komme ich bei Darstellung dieses Ansatzes nicht umhin zu erwähnen, dass mich ein Ansatz in der Form mehr als ängstigt und, meines Erachtens nach, niemals als Formel mathematischer Natur mit ethischer Anwendbarkeit angesehen werden darf. Selbstverständlich erhebt Jox für diese Formel keine Universalisierbarkeit bei ethischen Fragen, allerdings beunruhigt, meines

---

[154] vgl. Jox 2011e, S. 51 ff.

Erachtens nach, alleine die Tatsache, dass es solche Formeln für ethische Entscheidungsfindungsprozesse gibt, wobei natürlich die Anwendung einer Formel nicht als prozesshaft anzusehen ist. Ethische Entscheidungsfindung sollte mehr darstellen, und stellt dies in der Fachwelt auch dar, als eine Gleichung statistischer Werte. Dieser Ansatz ist, meines Erachtens nach, unter anderem im Zusammenhang mit der Berechnung von Lebensqualität zu sehen und kann im Umgang mit Menschen, ob von Krankheit betroffene oder gesunde, niemals zur Anwendung kommen. Somit zeigt sich, dass auch dieser Ansatz, trotz der vereinfachten, und damit vielleicht verführbaren, Darstellung nicht als anwendbares Konzept zu bezeichnen ist.

Nach Darstellung dieser abwegigen Konzepte möchte ich noch einen kurzen exemplarischen Exkurs in der Praxis angewandter Formen ethischer Entscheidungs-findungsmodelle anstellen.

Die wohl bekanntesten Formen ethischer Entscheidungsfindungsmodelle sind die Konzepte des „Informed Consent" und des „Shared Decision Making". Beide Ansätze sind als ein Prozess informierender Beratungsprozesse zu sehen und nehmen den entscheidungsfähigen autonom-aktiv partizipierenden Patienten in die Mitverantwortung als Mitentscheider seiner Gesundheit[155] [156]. Beide Konzepte sind als Ergänzung zu paternalistischen Ansätzen zu sehen und beinhalten, unter anderem, eine Abwägung zwischen Autonomie und Fürsorge und das „Recht des betroffenen Menschen auf eine informierte Zustimmung[157]", welches sich auch in gesundheitspolitischen Bestrebungen im Sinne der Versorgungsforschung wiederfinden lässt. Dieses Recht steht in weiteren Konzepten gleichartiger Ansätze in Verbindung mit dem „Recht auf Achtung der Autonomie, dem Recht auf Selbstbestimmung in Bezug auf das Eigenwohl, dem Recht auf Wahl zwischen möglichen Alternativen und dem Recht auf eine möglichst geringe Einschränkung des Handlungsspielraums[158]". Somit sind die Ansätze der partizipativen Entscheidungsinformation wie „Informed Consent" und „Shared Decision Making" als beispielhaft anzusehen und stellen eine Patientenbefähigungsentwicklung aus einer paternalistischen Medizin dar, welche im Verlauf ihrer Anwendbarkeit weiter ausgebaut wurden. Sie sind jedoch trotz dieser Auslegung als Konzepte mittlerer Reichweite[159] zu bezeichnen und greifen vorrangig bei aktiv partizipierenden und verbal-kommunizierenden Menschen. Auf Grund der Beteiligung mehrerer Parteien, beispielweise dem behandelnden und den Beratungsprozess betreuenden Arzt, steht jedoch meist als Ergebnis des Prozesses

---

[155] vgl. Marckmann 2011, S. 20 ff.
[156] vgl. Becker, Xander 2008, S. 56 ff.
[157] Bobbert 2012, S. 62
[158] ebenda, S. 60 ff.
[159] im Sinne der Anwendbarkeit im pflegerisch-medizinischen Setting

eine Abwägung zwischen den beiden, in den Konzepten so bezeichneten, Polen Autonomie und Fürsorge, welche im Gegensatz dazu, wie bereits aufgezeigt, im Bereich der angewandten Pflegethik eher als sich ergänzende Konzepte angesehen werden.

Weitere Formen ethischer Entscheidungsfindungsmodelle sind im Gegensatz zu genannten Konzepten auch auf betroffene Menschen ohne, objektiv-beurteilt, partizipierende Möglich-keiten adaptierbar. Hierfür beispielhaft steht die Austarierung der mittleren Prinzipien der medizinischen Ethik[160] basierend auf den Erkenntnissen und des Konzeptes nach Beauchamp und Childress[161] aus den 80er Jahren des letzten Jahrhunderts. Diese Prinzipien lauten, in weiteren Veröffentlichungen und Benennungen auch in abgewandelter Form auffindbar, wie folgt: *Respekt vor der Autonomie, Prinzip des Nutzens (Benefizienz), Freiheit von Scha-den/Unversehrtheit (Non Malefizienz)* und *Gerechtigkeit* [162] [163] [164]. Die beiden Medizinethiker Beauchamp und Childress gehen hierbei davon aus, „dass eine breite Zustimmung (…) besteht, dass diese vier Prinzipien sozusagen (…) das kleinste gemeinsame Vielfache medizinethischer Diskussionen sind[165]." Auf Grund der vielfachen Anwendung der Prinzipien gibt ihnen diese These auch Recht. Diese Prinzipien sollen nicht verstanden werden als Wahl zwischen den Alternativen und somit als Abwägung, sondern als ein Austarieren innerhalb der Prinzipien und haben somit sich ergänzenden Charakter. Dies bedeutet, dass alle vier Prinzipien berücksichtigt werden müssen. Hierbei wird von sogenannten mittleren Prinzipien gesprochen, da diese zwischen ethisch philosophischen Traditionen und einfacher gesell-schaftlicher Moralvorstellungen zu verorten sind und anhand dessen zur Anwendung kommen sollen[166]. Gerade die Prinzipien nach Beauchamp und Childress sind als die anerkannteste Methode medizinethischer Entscheidungsfindung zu bezeichnen und bestechen durch ihre Form der Anwendbarkeit und der ganzheitlichen Betrachtungsweise der betroffenen Men-schen. Jedoch geht, meines Erachtens nach, der partizipative Ansatz der gemeinsam zu treffenden Entscheidung in Kooperation der Fachexperten mit dem Patienten hierbei etwas verloren und paternalistische Ansätze lassen sich in dem Konzept wiederfinden.

---

[160] vgl. Quoß 2013, S. 23
[161] vgl.Kostrzewa, Gerhard 2010, S. 188 ff.
[162] ebenda
[163] vgl. Quoß 2013, S. 23
[164] vgl. Körtner 2012, S. 100
[165] zit. n. Kostrzewa, Gerhard 2010, S. 188
[166] ebenda

Weitere Ansätze ethischer Entscheidungsfindung sind das „Modell der Therapiezieländerung[167]", das „Entscheidungsfindungsmodell nach Verena Tschudin[168]", das „METAP-Entscheidungsfindungsmodell[169]" oder, eher als Verortung zu sehende, Möglichkeiten wie die Bildung von Ethikkommissionen[170], die Abhaltung ethischer Fallbesprechungen[171] oder auch die Nimwegener Methode der ethischen Fallbesprechung[172]. Die erstgenannten Konzepte nach Jox[173], Tschudin[174] und das METAP-Modell[175] sind als mehrstufige prozesshafte Entscheidungsfindung zu sehen und zeichnen sich neben dem multidisziplinären Ansatz durch ihre Kompromissfähigkeit und die Rückkopplungsmöglichkeiten aus und sind als Methoden der ganzheitlichen und konsiliarischen Hilfsmittel zur ethischen Urteilsbildung mittels Alternativkompromissen zu verstehen.

Es zeigt sich anhand der Ausführungen zum Themengebiet der allgemeinen Betrachtung ethischer Entscheidungsfindungsmodelle, dass beschriebene Konzepte, bis auf eingangs genannte, als methodisch-kommunikative Prozesse der Alternativbetrachtung anzusehen sind, was durch abschließendes Zitat des Palliativmediziners Borasio anschaulich zum Ausdruck kommt:

„Aus dem bisher Gesagten lassen sich drei einfache, aber sehr wirkungsvolle Regeln für gute Entscheidungen am Lebensende ableiten. Sie lauten:

Erstens: Reden, Zweitens: Reden, Drittens: Reden[176]."

2.2.2 Ausgewählte Entscheidungsfindungsmodelle und ihre Anwendbarkeit auf das Phänomen Wachkoma

Aufbauend auf der definitorischen Darstellung der Thematik der ethischen Entscheidungsfindung, sowie dem Aufzeigen einiger ethischer Entscheidungsfindungsmodelle, möchte ich folgend diese kurz analytisch auf das „Phänomen des Wachkomas" anwenden, beziehungsweise deren Anwendbarkeit beleuchten. Dieses Vorgehen ist zwar bereits im Sinne einer ersten Ergebnispräsentation der Literaturstudie zu sehen, wird jedoch bewusst an dieser Stelle

---

[167] Jox 2013, S. 100
[168] Schadewaldt 2009, S. 522
[169] Schleger et al. 2013, S. 586 ff.
[170] vgl. Ambrosy, Löser 2006, S. 83 exemplarisch zu nennen
[171] vgl. Steinkamp 2012, S. 176
[172] ebenda
[173] siehe hierzu Abbildung 3 im Abbildungsverzeichnis
[174] siehe hierzu Abbildung 4 im Abbildungsverzeichnis
[175] siehe hierzu Abbildung 5 im Abbildungsverzeichnis
[176] Borasio 2013, S. 158

der vorliegenden Studie angeführt, da es die Recherchestrategie mitprägte, zur schließenden Forschungsfrage führte und weiterhin als theoretisches Rahmenkonstrukt, im Sinne des Grundverständnisses der sich tangierenden Begriffe und somit als weitere Problemdarstellung, dienen soll. Eingangs noch zu erwähnen ist hierbei, dass die Modelle ethischer Entscheidungsfindung zwar anhand der „Zugangsvoraussetzungen" der betroffenen Menschen divergieren, anhand der Kriterien des einwilligungs- oder des einwilligungsunfähigen Patienten, dass, meines Erachtens nach, anhand von wissenschaftlichen Untersuchungen und je nach philosophischer Betrachtungsweise, sowie der klinischen Empirie meinerseits, jedoch die betroffenen Menschen, welche ich in meine Studie miteinschließe, nämlich Menschen im Vollbild des Wachkomas, als einwilligungsfähig zu bezeichnen sind, was mittels des abschließend aufgezeigten Konzeptes noch weiter argumentativ ausgebaut wird. Da jedoch gerade in der medizinisch-wissenschaftlichen Fachwelt besagte Menschen vorrangig als einwilligungsunfähig angesehen werden, kommen gerade derartig aufgezeigte Entscheidungsfindungsprozesse zur Anwendung, weshalb ich diese darstellen möchte.

Gerade Therapieentscheidungen betreffend das Krankheitsbild Wachkoma sind mit Unsicherheiten und Unwägbarkeiten belegt und sind, auch auf Grund der Komplexität der Ausprägung, unterschiedlichen Symptomatik und der unzureichenden Diagnosestellung, multidisziplinär als äußerst schwieriges ethisches Dilemma angesehen, wobei es fast immer um die, für Außenstehende, existenzielle Frage der Beendigung der künstlichen Ernährung und Hydration geht. Gerade die Frage hinsichtlich der personalen Selbstbestimmung, im Sinne der Ausübung der Autonomie andersartiger Ausdruckweise als nichtbetroffene Menschen, stellen Dilemmata dar, die es den Entscheidern schwer machen, handhabbar damit umzugehen und diese Menschen aktiv dazu zu befähigen, daran zu partizipieren. Hier werden oftmals Kompromisse und juristische Grundsätze als Entscheidungsgrundlage dafür angeführt, dass einmal getroffene Entscheidungen stetige Gültigkeit erlangen, wobei vergessen wird, dass gerade diese Entscheidung einer stetigen Überprüfung und eines Indikationsabgleichs unterliegen[177]. Auf Grund beschriebener ethischer Problemstellungen wird oftmals mittels des Grundsatzes *in dubio pro vita* argumentiert, wobei dies beim Phänomen Wachkoma als sekundäres Kriterium zu bezeichnen ist und im Vorfeld eine Autonomieherausbildung stehen sollte[178] [179]. Hierbei gelten die Grundvoraussetzungen für Autonomie: Freiheit, Gewissen und Verantwortung. Da

---

[177] vgl. Jox 2011a, S. 125 ff.
[178] ebenda, S. 130
[179] vgl. Jox 2011e, S. 58

44

diese Grundvoraussetzungen gerade im Vollbild des Wachkomas als schwer gegeben, beziehungsweise zu beurteilen, bezeichnet werden müssen, sind trotz dessen den betroffenen Menschen ein Mindestmaß an Entscheidungsfreiheit und an Wahlmöglichkeiten zukommen zu lassen. Ein verantwortungsvoller Umgang, aus Sicht der Pflegenden und andersartiger Mitentscheider, bedeutet hierbei, sich der Möglichkeiten und Anforderungen der Autonomie bewusst zu sein, beziehungsweise zu machen, was auch bedeutet, sich selbst zu reflektieren und zu hinterfragen[180].

Da gerade in diesem Zusammenhang meist von einer Abwägung moralischer Güter und ethischer Prinzipien, im Sinne von „Recht auf…“, gesprochen wird und diese, gerade medizinethisch, als Mittel der Wahl und *state of the art* bezeichnet werden[181], erfolgt beginnend die Adaption dieses Konzeptes auf das Krankheitsbild des Wachkomas[182].

Die Abwägung zwischen verschiedenen Prinzipien, sei es zwischen Fürsorge und Autonomie oder der Prinzipien mittlerer Reichweite nach Beauchamp und Childress, stellt in jedem Fall eine Austarierung zwischen diesen dar, wobei zumindest der Grundsatz des Sich-Ergänzens anstatt eines Sich-Ausschließens von Vorteil ist. Jedoch bedeutet eine Austarierung zwischen Fürsorge und Autonomie in den meisten Fällen eine Abwägung zwischen paternalistischen Modellen oder Aspekten der „vollverantwortlichen“ Selbstbestimmung. Somit schließt sich bei der normativen Forderung für eine Entscheidung im Sinne des Autonomie-Prinzips der traditionelle Paternalismus aus. Jedoch beinhaltet gerade das Autonomie-Prinzip, trotz der Bezeichnung als „Schwellenbegriff[183]“, folgende Merkmale: die Fähigkeiten und Faktoren der Autonomiekompetenz, wie die Präsenz bestimmter mentaler Fähigkeiten und Zustände, sowie der Kenntnisse relevanter Informationen über die aktuelle Situation, also die juristische Urteils- und Einsichtsfähigkeit, und deren kognitive Erfassung hinsichtlich Tragweite und Komplexität, müssen in ausreichendem Maße vorhanden sein[184]. Da diese Grundvoraussetzungen im Wachkoma objektiv betrachtet, zumindest juristisch-relevant, nicht gegeben sind, entfällt die Anwendbarkeit eines Austarierungsprozesses zwischen Autonomie und Fürsorge, was somit auch auf die, in der Medizinethik stark umworbenen, Konzepte des „Informed Consent" und des „Shared Decision Making" übertragen werden kann, da deren Grundvoraussetzungen ebenso die juristisch eindeutige Einsichtsfähigkeit mit einschließt.

---

[180] vgl. Plenter 2001, S. 56
[181] vgl. Kuhlmann 2011, S. 26
[182] als theoretische Grundlage und Literaturbezug dienen die im vorherigen Kapitel angegebenen
[183] Gutwald, Sellmaier 2011, S. 128
[184] ebenda, S. 125 f.

Die Anwendung der Prinzipien nach Beauchamp und Childress wären, im Gegensatz zu den Prinzipien Autonomie und Fürsorge, zwar, objektiv betrachtet, eher anwendbar, bergen jedoch auch Gefahren der dargestellten Problemlagen. Ein Austarieren der Prinzipien Respekt vor der Autonomie, Prinzip des Nutzens (Benefizienz), Freiheit von Schaden/Unversehrtheit (Non Malefizienz) und Gerechtigkeit bewirkt zwar, dass der von der Entscheidung betroffene Mensch, bei Verortung in der Nähe des Prinzips der Autonomierespektierung, partizipativ in den Entscheidungsprozess integriert werden könnte, jedoch greifen hierbei wiederrum die Prinzipien des „Informed Consent" und der justiziablen Grundlagen im Sinne vorausverfügter Willensbekundungen, die jedoch erstens nicht adäquat auf die momentane Situation ausgelegt sind, auf Grund fehlendem individuellen und wissenschaftlichen Wissen über diesen Zustand[185], und zweitens aufgrund der Möglichkeit der Einholung eines aktuellen Willens anhand andersartiger Äußerungsmöglichkeiten somit auch nur unzureichend greift. Das weitere Prinzip des Nutzens (Benefizienz), im Sinne der Fürsorge, entspricht wiederrum der eingangs genannten Autonomie-Fürsorge-Problematik. Sieht man dies jedoch im Sinne der partizipativen Entscheidung mit dem Patienten und für das Wohl des Patienten, wobei hierbei jedoch auch das Wohl im Sinne einer Therapiezieländerung zum Tragen kommt, stünde die Befähigung des betroffenen Menschen zur Partizipation im Vordergrund. Jedoch steht die Frage nach der Nutzenbewertung einer Maßnahme unter Einbeziehung der Wünsche, Ziele und Wertvorstellungen des Patienten im Vordergrund, wodurch Fragen andersartiger Natur zum Tragen kommen und weniger in der Befähigung des Betroffenen zu sehen sind. Das Prinzip der Schadensfreiheit ist, im Wortlaut bereits verankert, gerade im Fall des Wachkomas schwer anwendbar, da hier, bei ethischer Entscheidungsfindung, Fragen existenzbedrohender Natur durch Unterlassen bestimmter Maßnahmen, die ein Lebensende herbeiführen können, eine zentrale Position einnehmen und somit Schaden herbeigeführt werden kann. Allerdings kann diese These, je nach Blickwinkel, andersartig ausgelegt werden; beispielsweise wenn ein Behandler den Lebensumstand Wachkoma als lebensunnütz ansieht, wird er Maßnahmen der Lebenserhaltung unterlassen, um somit, seines Erachtens nach, Schaden von dem betroffenen Menschen abzuwenden. Abschließend bildet das Prinzip der Gerechtigkeit noch einen weiteren Bezugspunkt im Konzept Beauchamp und Childress´. Hierbei spielen ökonomische Faktoren, im Sinne einer Ressourcenverteilung, eine wichtige entscheidungsrelevante Grundlage, aber auch die Gleichbehandlung gleichgerichteter bekannter Fälle. Egal

---

[185] vgl. Gutwald, Sellmaier 2011 , S. 130

aus welchem Blickwinkel dies betrachtet wird, kann keine Entscheidung zugunsten eines Lebenserhalts des betroffenen Menschen im Wachkoma getroffen werden. Bezüglich der Kosten übersteigen diese, bei weitem, die Behandlungskosten von Menschen andersartiger Pathologie. Entlastend hinzu kommt jedoch der Fakt, dass die Fallzahlen verschwindend gering sind im Gegensatz zu anderen Erkrankungen, wobei gerade dieser Fakt dann auch dafür verantwortlich ist, dass keine Evidenzbasis hierzu besteht und sich derartige Konzepte entweder an einer, um jeden Preis anzustrebende, Rehabilitation oder einer Lebensbeendigung im Sinne zweier Pole orientieren. Somit zeigt sich zwar, dass die Prinzipien nach Beauchamp und Childress auf das Phänomen des Wachkomas nicht adaptiert werden können, dass jedoch eine richtungsweisende Orientierung gegeben werden kann, sofern man diese Prinzipien nur anhand seiner Leitfragen analysiert. Das Wichtigste hierbei wäre jedoch die Integration des betroffenen Menschen, welcher in vorliegendem Konzept eher als einwilligungsunfähiges Subjekt, über das zu diskutieren wäre, angesehen wird. Zudem kommt, dass die benannten Prinzipien als abstraktes Konstrukt anzusehen sind und eine personale Adaption der zugrundeliegenden praktischen Situation schwer umsetzbar erscheint.

Neben diesen, in der Praxis anerkannten und angewendeten, Konzepten, existieren noch verortbare Möglichkeiten, welche jedoch weniger als Modelle ethischer Entscheidungsfindung und –bildung anzusehen sind, sondern vielmehr als Rahmen einer multidisziplinären Besprechung. Anzumerken an dieser Stelle ist, dass die Modelle nach Bleisch und Huppenbauer, sowie die „Sterbeentscheidungsformel" nach Jox meinerseits nicht in die Anwendungsanalyse mit aufgenommen werden, da erstens die Verortung dieser Konzepte, meines Erachtens nach, nicht mit ethischer Entscheidungsfindung verknüpft werden sollte und da, gerade beim hypothetischen Charakter der Formel nach Jox, keine Alternativen als Prozessergebnis stehen, sondern umzusetzende Entscheidungen, was anhand der Definition von ethischer Entscheidungsfindung nicht zwangsläufiges Ziel dieser Prozesse darstellen sollte.

Die weiteren Möglichkeiten ethischer Entscheidungsfindung stellen weniger Konzepte, als viel mehr Rahmungen von Konzepten ethischer Urteilsbildung beziehungsweise Methoden ethischer Reflexion dar.

Hierbei zu nennen ist, unter anderem, das Modell der Therapiezieländerung[186]. Hierbei erfolgt der Prozess einer Therapieindikationsstellung mit der Möglichkeit der Rückkoppelung und der Abänderung der Therapieziele unter Einbeziehung des Patienten und seiner Sicht auf das

---

[186] siehe auch Kapitel 2.3.1

Therapieziel, sowie der realistischen Bewertung des Nutzens des Ziels und der Abwägung zwischen Schaden und Nutzen der anzuwenden Maßnahmen[187]. Jox erwähnt hierbei, dass „die Indikationsstellung immer eine Anwendung allgemeiner Regeln („medizinische Indikation") auf den konkreten Einzelfall („ärztliche Indikation") bedeutet, welche die individuelle Situation des Patienten zu berücksichtigen hat[188]." Gerade die Einfachheit des Modells und der aktive Einbezug des Patienten bilden hierbei Punkte, die einer Anwendbarkeit entgegenkommen. Jedoch ist gerade die Schlichtheit täuschend und verführt zur rudimentären Anwendung, was der Frage, gerade im Sinne einer Therapiezieländerung, unangebracht wäre. Würde das Konzept hingegen mittels weiterer Bezüge und Verknüpfungen, im Sinne von Voraussetzungen, Grundannahmen und weiterer Hilfsmittel, aufgewertet, stünde einer Anwendbarkeit, gerade im Bereich der neurologischen Phase F, nichts im Wege. Weiterhin dient das Konzept auch eher der medizinethischen Indikationsstellung im Akutfall und weniger pflegeethischen Fragen, was auch zeigt, dass es auf den besonderen Fall der ethischen Entscheidungsfindung in der neurologischen Phase F hinsichtlich einer etwaigen Therapiezieländerung zwar teils adaptierbar, jedoch nicht vollumfänglich anwendbar ist. Einen Ansatz bietet das Konzept jedoch in der Anwendung seitens der Pflegenden, da Jox den Aspekt der Beobachtung, „abhängig von Zeichen des Leidens oder der Zufriedenheit[189]" in den Mittelpunkt seines Ansatzes stellt, welche qualitativ und quantitativ in der Begleitung der betroffenen Menschen meist in Händen der Profession der Pflege zu verorten ist.

Die, vielerorts angewandte und anerkannte, Methode des Nimwegener Modells stellt eher einen normierenden Rahmen dar, anhand dessen eine reflexive Leitfragenorientierung vorgenommen werden kann. Die, meinerseits so bezeichneten, Module anhand derer die Leitfragen abgearbeitet werden, sind die Problembestimmung, das Inventarisieren und Verstehen der Situation, die ethische Bewertung und die, nicht zwangsläufig konsensfähige, Beschlussfassung im Sinne von multidisziplinären Meinungen. Zentral ist jedoch die abgrenzbare Fragestellung, sowie das Übernehmen der Prinzipien nach Beauchamp und Childress[190], weshalb auch hier eingangs benannte Argumentation greift, wonach der betroffene Mensch als einwilligungsunfähig angesehen wird, juristische und evidenzbasierte Grundlagen greifen und das Gebilde als eher theoretisch-abstraktes Konstrukt anzusehen ist. Ähnlich dieser Methode ist das Entscheidungs-

---

[187] vgl. Jox 2013, S. 105
[188] Jox 2011d, S. 579
[189] ebenda
[190] vgl. Steinkamp 2012, S. 180 ff.

findungsmodell nach Verena Tschudin zu sehen, welches ein mehrschrittiges Verfahren darstellt, in welchem mittels Unterfragen Lösungsalternativen angezeigt werden. Die Schritte hierbei sind: Erkennen des Problems, Lösungssuche, Übertragung auf ethische Theorien (Prinzipien-, Güterabwägung) und Auswertung. Man sieht hierbei die enge Nähe zur Nimwegener Methode und die ähnlich gerichteten Grundsätze[191] [192].

Ähnlichen Ursprungs ist das METAP-Modell zu sehen. METAP steht für Modular, Ethik, Therapieentscheidung, Allokation, Prozess und beinhaltet neben dem Angebot der individuellen Ethikberatung durch eine professionelle Ethikfachperson, eine klinische Alltagsethik für das multidisziplinär tätige klinische Personal. Hierbei bietet es mittels eines Eskalationsmodells ein vierstufiges Entscheidungsverfahren an, das je nach Schweregrad der ethischen Fragestellung zur Anwendung kommt. Diese Eskalationsstufen sind: individuelle Entscheidungsfindung, Beratung mit einem Steuergruppenmitglied, ethische Fallbesprechung im Behandlungsteam sowie Ethikberatung mit zusätzlicher Hilfe von Fachpersonen. Somit ist es als stufiges Schema anzusehen, anhand dessen eine Einschätzung der einzusetzenden Maßnahmen vorgenommen wird, wobei sich diese am zu ermittelnden Schweregrad des ethischen Problems bemessen. Diese beruhen wiederum auf den vorgeschalteten Schritten der Sammlung und Verarbeitung von Informationen, der Lösungssuche und vorläufigen Entscheidung und der Planung der Umsetzung sowie der Dokumentation[193]. Insgesamt betrachtet ist dieses Verfahren als sehr verwirrend und auch objektiv beurteilend anzusehen und eher im klinischen Setting des Krankenhauses verortbar, da es sich durch verschiedene Konsile und seine Multidisziplinarität auszeichnet. Insgesamt sind die letztgenannten Ansätze auch weniger als Methoden anzusehen als vielmehr als normierender Rahmen innerhalb dessen eine ethische Entscheidung andersartiger Genese verortet werden kann. In diesem Zusammenhang wären dann auch die Schaffung ethischer Fallbesprechung oder die Bildung eines Ethikkomitees zu nennen.

Somit zeigt sich, dass der Bereich der ethischen Entscheidungsfindung insgesamt betrachtet zwar als ganzheitlich anzusehen ist, jedoch die Gefahr der Polarität beinhaltet, was ein gewisses „Schwarz-Weiß-Malen" begünstigt. Beispielsweise zeigt sich durch die Eingruppierung in „entscheidungsfähig" und „entscheidungsunfähig" anhand juristischer und medizinischer Korrelate, die philosophischen werden annähernd ausgeblendet hierbei, bereits die

---

[191] vgl. Schadewaldt 2009, S. 522 ff.
[192] vgl. Bobbert 2002, S. 116 ff.
[193] vgl. Schleger et al. 2013, S. 586 ff.

Richtung der anzuwenden Methode: bei Entscheidungsfähigen im Sinne der Autonomie und bei Entscheidungsunfähigen im Sinne der gängigen Rechtsprechung und anhand gesetzlicher Hilfsmittel, wie des mutmaßlichen Patientenwillens. Gerade betroffenen Menschen in der neurologischen Phase F werden hier unüberwindbare Grenzen gesetzt, sodass gängige ethische Entscheidungsfindungsmethoden weniger ein Hilfsmittel als vielmehr ein unumkehrbares Urteil ohne Partizipationsmöglichkeit darstellen. Einen Ansatzpunkt bietet Christoph Mahar, ein amerikanischer katholischer Priester, der ethische Entscheidungen für Menschen im Wachkoma am angemessensten und effektivsten ansieht, wenn sie auf den Ansichten mehrere partizipierender Personen und unter Berücksichtigung der gängigen Rechtsprechung der Gesellschaft gemacht werden, wobei er die Ansichten der betroffenen Menschen inkludiert[194].

Abschließend möchte ich noch ein Zitat von Ralf J. Jox, ein deutscher philosophischer Palliativ- und Humanmediziner, anführen, was, meines Erachtens nach, zwar teilweise im Gegensatz seiner in seinen Büchern dargestellten Konzepte zu sehen ist, welches jedoch ein mögliches normatives Vorgehen zielgerichtet umschreibt: „Entscheidend ist indes nicht, wie man den Zustand begrifflich bezeichnet, sondern dass die Entscheidung über Lebenserhaltung oder Sterbenlassen ausnahmslos von der Perspektive des individuellen Betroffenen aus, mit Blick auf sein alleiniges Wohl und seinen Willen getroffen wird, niemals aber als Mittel für das Wohl Anderer oder gar einer Gruppe oder Gesellschaft missbraucht werden darf[195]." Gerade dieses Zitat zeigt einige ethische Dilemmata diesbezüglich auf und macht somit die Argumentationskette einiger aufgezeigte Ansätze zunichte und beinhaltet eine normative Richtschnur, die als handlungsleitend bezeichnet werden kann und im weiteren Verlauf noch als Grundsatznormierung auftaucht.

Abschließend anzumerken ist, dass bildgebende Verfahren als Ansatzmöglichkeit für autonome ethische Entscheidungsfindung im Kapitel der Ergebnisdarstellung noch detaillierter dargestellt werden, da dieser Ansatz zurzeit als wissenschaftlich höchst sensibel angesehen wird und diesbezügliche Bestrebungen als *state oft the art* angesehen werden.

---

[194] vgl. Mahar 2012, S. 121 ff.
[195] Jox 2011b, S. 220

2.3 Die Therapiezieländerung im Bereich der Wachkomapflege und ihre gesetzliche Berechtigung

Da gerade im stationären Setting der Langzeitpflege ethische Probleme für Pflegende , wie die Beurteilung der Entscheidungsfähigkeit von betreuten Menschen oder die Entscheidung über lebensverlängernde Maßnahmen, und somit eine Abkehr von rehabilitativen oder zustandserhaltenden Zielen hin zu Therapiezieländerungen[196] im Sinne von palliativen Zielen, alltägliche Dilemmata darstellen, liegt in deren Mitverantwortungsbefugnissen die Herausbildung und Berücksichtigung des aktuellen Patientenwillens. Dies ergibt sich unter anderem auch durch die stetige Nähe und den intensiven Kontakt mit den zu betreuenden Menschen[197].

Im Folgenden wird der Begriff der Therapiezieländerung aus allgemeiner Sicht, mittels der rechtlichen Rahmenbedingungen und anschließend im Bereich der Pflege neurologisch erkrankter Menschen definitorisch beleuchtet. Hierbei erfolgt ein kurzer Diskurs zu tangierenden Themenkomplexen wie Palliative Care, Patienten-, Betreuungsverfügung, Vorsorgevollmacht und mutmaßlicher Wille, sowie den Todesursachen von Menschen im Wachkoma und einer Darstellung der „Indikation des Therapieziels" des Palliativmediziners Gian Domenico Borasio als theoretische Grundlage.

2.3.1 Die Therapiezieländerung und deren rechtliche Rahmenbedingungen

Der Begriff der Therapiezieländerung entstand in der, immer noch anhaltenden und aktuell in der neuen Bundesregierung wieder aufkeimenden, Diskussion hinsichtlich der gesetzlichen Berechtigung der aktiven Sterbehilfe[198]. Synonym werden auch die Begriffe „Maßnahmenabbruch", „Mittelabbruch", „Deeskalation der Therapie", „Einfrieren der Behandlung" oder „Therapia minima" verwendet. Hierbei stellt sich das Szenario in der Form dar, dass lebenserhaltende Maßnahmen nicht mehr gerechtfertigt sind; sei es aus medizinischer Indikation, auf Grund eines vorliegenden mutmaßlichen Patientenwillens oder auf Grund des aktuell-geäußerten Patientenwillens, sofern dieser frei von anderen Einflussfaktoren zu beurteilen ist (beispielsweise durch überlagerte depressive Symptomatiken, Abhängigkeiten etc.). Auch wenn genannte Begriffe anderen Ursprungs zu sehen sind und der Intensivmedizin entspringen (meist mittels des Begriffs der „Therapieeinstellung")[199], werden

---

[196] verstanden als Abkehr von lebenserhaltenden Zielen
[197] vgl. Reinhart 2013 , S. 119 ff.
[198] bewusst wird diese nicht im Kontext der „Sterbehilfedebatte" gesehen und in vorliegender Studie verortet
[199] vgl. Eisenberg 2009, S. 659 ff.

dementsprechende Interventionen im Bereich von Palliative Care mit der „Änderung des Therapieziels" bezeichnet. Hierbei wird nicht auf einzelne Maßnahmen Bezug genommen, sondern auf die jeder Maßnahme zugrundeliegenden Ziele. In der Bundesrepublik wurde dieses Konzept, welches im Englischen mit dem Begriff „From Cure to Care" bezeichnet wird, erstmals 1998 mit der „Änderung des Behandlungsziels" umschrieben und ist seither in den Grundsätzen der Bundesärztekammer verankert[200] [201]. Eine Abkehr altbekannter Therapieziele, wie beispielsweise die Lebenszeitverlängerung, lässt sich auch in klinischen Studien aufzeigen, indem mittlerweile auch die Untersuchung der Lebensqualität als gleichberechtigter Koeffizient in der Ergebnisdarstellung anerkannt ist und seitens der Studienverantwortlichen auch gefordert wird.

Die Abänderung des Therapieziels wird meist anhand eines Umschlagspunktes zeitlich verortet, wenn beispielsweise das Ziel der Lebenserhaltung in den Hintergrund tritt, ist jedoch kein festes punktuelles Ereignis, sondern Ergebnis eines langwierigen Prozesses und taucht oft erst nach längerem Leiden oder langjähriger Pflegebedürftigkeit ohne objektiv messbare Zustandsveränderung auf. Der mehrstufige und multi- beziehungsweise transdisziplinäre Entscheidungsprozess wird in der Fachwelt auch als „Modell der Therapiezieländerung" bezeichnet[202]. Dieses stellt ein mehrschrittiges Verfahren mit Rückkoppelungen dar, in welchem das Therapieziel überprüft, festgelegt und gegebenenfalls abgeändert werden kann und umfasst transdisziplinäre Entscheidungsprozesse unter Hinzunahme diverser anzunehmender Szenarien[203].

Somit zeigt sich aufbauend auf der Definition der Therapiezieländerung nach Ralf J. Jox, dass bei der Thematik eine Abkehr von biomedizinischen hin zu palliativen Grundsätzen vollzogen wird, welche mit den Zitaten „Es gibt keine Lebenspflicht[204]" und „Patienten brauchen und wollen aber keine maximale (oder minimale) Therapie, sondern die optimale, für sie passende Therapie[205]" umschrieben werden kann.

Zur Darstellung der Ziele der Fachrichtung Palliative Care möchte ich dieses Konzept in einem kurzen Diskurs definieren und deren Ziele aufzeigen. Palliative Care als Konzept kümmert sich um Menschen, die an einer lebensbedrohlichen Erkrankung leiden und nicht

---

[200] vgl. Jox 2013, S. 96 ff.
[201] vgl. Kuhlmann 2011, S. 62 ff.
[202] s. hierzu Darstellung 3 im Abbildungsverzeichnis
[203] vgl. Jox 2013, S. 100 ff.
[204] Kreß 2011, S. 524
[205] Jox 2013, S. 98

nur, wie gesellschaftlich fälschlicherweise gesehen, um sterbende Menschen. Somit greift das Konzept bereits vor dem Eintritt der Sterbephase. Die palliative Mitbetreuung setzt bereits mit der Diagnosestellung an und nimmt in deren Verlauf einen wachsenden Stellenraum ein. Vorrangige Ziele von Palliative Care, wobei diese jedoch selbstverständlich individuell zu eruieren und anzusetzen sind, lassen sich unter dem Gesamtziel der Lebensqualität zusammenfassen, welche natürlich auch wiederum individuell zu definieren ist. Die zur Anwendung kommenden Interventionen sind neben den Bereichen des Schmerzmanagements und der Symptomlinderung im bio-psycho-sozio-spirituellen Rahmen zu verorten, welche versucht werden in einem multiprofessionellen Ansatz zu lösen. Es geht somit zusammenfassend nüchtern betrachtet weniger um Heilung, als viel mehr um Linderung von Leiden in existenziellen Lebensphasen[206] [207] [208]. Im neurologischen Erkrankungsbild wurde eigens der Begriff „Neuro-Palliative Care[209]" verankert, wenn auch deren Ziele und Interventionen in keinem Gegensatz zu denen von Palliative Care stehen. Somit setzt das Konzept von Palliative Care spätestens in der Phase ein, in der eine Therapiezieländerung zum Tragen kommt.

Möglichkeiten, die im Konzept von Palliative Care verortbaren Therapieziele umzusetzen, beziehungsweise eine Therapiezieländerung herbeizuführen finden sich, unter anderem, in der deutschen Rechtsprechung[210]. Als Leitformen hierbei dient folgender Grundsatz: „Entscheidungen in Grenzsituationen müssen sich am Willen des betroffenen Patienten orientieren[211]." Vorrangig verankert ist gerade dieser Willen in Artikel 1 des Grundgesetzes, in welchem die Menschenwürde als besonders schützens- und beschützenswert bezeichnet wird, was auch folgendes Zitat treffend umschreibt: „Der Schutzauftrag zur Wahrung der Menschenwürde an den Staat ist insoweit unmissverständlich: über das Leben von Menschen darf von niemandem eine Disposition getroffen werden, außer von dem jeweiligen Individuum selbst[212]." Zur Umsetzung des Schutzes der Menschenwürde und somit der ihr obliegenden und untergeordneten Autonomie greifen im bundesdeutschen Raum folgende verfügenden Interventionen: die Patientenverfügung, die Betreuungsverfügung, die Vorsorgevollmacht und der sogenannte mutmaßliche Wille, welche seit 2009 gesetzlich geregelt sind und somit in der Praxis

---

[206] vgl. Jox 2013, S. 203 ff.
[207] vgl. Kostrzewa, Gerhard 2010, S. 73 ff.
[208] vgl. Kränzle, Schmid, Seeger 2007, S. 3 ff.
[209] Gerhard 2011, S. 217
[210] ein Aufzeigen internationaler Richtlinien wäre der zugrunde liegenden Forschungsfrage nicht dienlich
[211] Becker, Xander 2008, S. 59
[212] Patjens 2013, S. 151

Verbindlichkeit erlangten[213]. Unter anderem führte auch die Diskussion um Menschen im Wachkoma zur Schaffung solcher Gesetzesvorlagen[214]. Zur kurzen Erläuterung folgende, kurz abgehandelte Definitionen:

- Die Patientenverfügung umfasst die in gesunden Zeiten schriftlich niedergelegte Erklärung eines einsichts- und urteilsfähigen Menschen hinsichtlich seiner weiteren in Krankheit eintreffenden Behandlungsmöglichkeiten, meist in invasiven Maßnahmen zum Ausdruck kommend[215].

- In einer Betreuungsverfügung werden seitens des Patient ein oder mehrere Personen für den Fall bestimmt, dass eine gesetzliche Betreuung eingerichtet werden muss; beispielsweise bei kognitiven Einschränkungen, die die Urteilsfähigkeit und somit die Entscheidungs- und Geschäftsfähigkeit herabsetzen[216].

- Eine Vorsorgevollmacht ist, sozusagen, der Schritt vor dem Eintreten einer Betreuungsverfügung, worin ein oder mehrere Personen des Vertrauens bevollmächtigt werden, eine von Krankheit betroffene Person in Angelegenheiten des täglichen Lebens zu vertreten. Der Unterschied zur Betreuungsverfügung ist darin zu sehen, dass die Vorsorgevollmacht nicht unmittelbar nur bei Erkrankungen greift, die die rechtliche Urteilsfähigkeit herabsetzen, sondern auch als Stellvertretung bei sonstigen Verhinderungen zu sehen ist und wenn Angelegenheiten auch nur teilweise selbst geregelt werden können[217].

- Der mutmaßliche Wille steht jedoch an oberster Stelle etwaiger Interventionen und ist als übergeordnete Argumentationsgrundlage und, pflegerisch-medizinisch gesehen, als Behandlungsberechtigung oder Unterlassungsberechtigung zu sehen. Er greift meist erst, wenn ein betroffener Mensch als nicht mehr einwilligungsfähig angesehen wird. Die Behandlung ist dann nach seinem mutmaßlichen Willen durchzuführen oder zu unterlassen[218].

Grundsätzlich unterliegen oben genannte Interventionen, als Basis bei der Erstellung oder Verfügung, den Annahmen der Entscheidungsfähigkeit synonym zur Geschäftsfähigkeit. Diese Begriffe bezeichnen die kognitiven Fähigkeiten, Rechtsgeschäfte selbständig und vollumfänglich orientiert abzuschließen. Dies darf jedoch nicht mit der Willensbekundung

---

[213] vgl. von Mohl 2013, S. 173
[214] vgl. Weber 2011b, S. 560
[215] vgl. Ambrosy, Löser 2006, S. 54 ff.
[216] vgl. Duttge 2011, S. 46
[217] vgl. Borasio 2013, S. 145
[218] vgl. Jox 2013, S. 126 ff.

verwechselt werden[219]. Gerade die zeitweise eingeschränkte Entscheidungsfähigkeit, beispielsweise bei Erkrankungen, stellt hierbei eine Besonderheit im Zusammenhang mit Therapieentscheidungen dar, wodurch oben genannte Instrumente zur Anwendung kommen können[220].

Somit sind die gesetzlichen Grundlagen zur Therapiezieländerung oben genannte Interventionen, unterliegen jedoch den Grundsätzen der Willensbekundung durch die Schlagworte der Geschäftsfähigkeit und entscheiden somit über die zu- oder abzusprechende Entscheidungsfähigkeit. Diese Interventionen sind auch als Möglichkeiten zur „Selbstbestimmung bei entscheidungsunfähigen Patienten aus medizinethischer Sicht[221]" in der Literatur anzutreffen. Die zentralen Fragen betreffen hierbei Entscheidungen, die das jeweils zu eruierende Therapieziel umfassen und können von Weiterführung der Behandlung bis hin zum Behandlungsverzicht reichen, werden jedoch meist als Wahl zwischen zwei Alternativen dargestellt[222].

Kritisch anzumerken bleibt bei genannten Interventionen, dass diese, objektiv betrachtete, entscheidungsunfähige Menschen per se ausschließen und mittels mutmaßlicher Willensbekundung deren Autonomie rechtfertigen möchten, wobei ein „hypothetischer Charakter[223]" angenommen werden muss. Dies bezeugt jedoch die Hilflosigkeit in der vorliegenden Thematik. So ist anzumerken, dass auch in der Fachwelt postuliert wird, dass „eine Vorausverfügung (…) nicht mehr bindend ist, wenn der aktuelle Lebenswille erkennbar dagegensteht[224]." Auf die Korrelate der „Autonomie als aktuale Fähigkeit[225]" und der Reichweite des Autonomiekonzeptes bei der Pflege nicht entscheidungsfähiger Patienten[226], welche einen weiteren Blickwinkel eröffnen, ist im weiteren Verlauf der Ergebnisse vorliegender Studie noch einzugehen. Monika Bobbert umschreibt das zugrundeliegende Dilemmata, abschließend, hierbei mit dem Ausdruck „Ethik des Augenblicks[227]" sehr treffend.

2.3.2 Die Therapiezieländerung im Bereich der Pflege neurologisch erkrankter Menschen

---

[219] vgl. Ambrosy, Löser 2006, S. 14
[220] vgl. Hildt 2012, S. 62
[221] Marckmann 2011, S. 17
[222] vgl. Bobbert 2012, S. 68
[223] Jox 2013, S. 151
[224] Schönfelder 2010, S. 872
[225] Huber 2011, S. 79
[226] vgl. Bobbert 2011, S. 139
[227] Bobbert 2012, S. 65

Die übergeordneten Therapieziele von betroffenen, neurologisch-erkrankten, Menschen, wie bereits in den Definitionen des Wachkomas und der konzeptionellen Ausrichtung dargestellt, sind vorrangig die rehabilitativ-pflegerisch-therapeutische Begleitung mittels anerkannter Therapiekonzepte, welche sich individuell nach den jeweiligen Ressourcen der Erkrankten richten. Somit stellt sich als erstes Ziel die rehabilitative Genesung dar, beziehungsweise im zweiten Schritt die zustandserhaltende pflegerisch-therapeutische Umsorgung, wie in der Konzeption der neurologischen Phase F beschrieben. Entsprechende Therapieziele können demnach „eine Besserung des Bewusstseinsniveaus, Wiedererlangung kognitiver Leistungen und motorischer Fähigkeiten sowie Verminderung pflegerischer Bedürftigkeit[228]" sein, sind jedoch, wie erwähnt, individuell, biografisch und entsprechend der jeweiligen Ressourcen anzusetzen. Hierbei möchte ich jedoch Begriffen wie „konservierende anstatt fördernde ge[229]", wie sie Bienstein und Hannich in ihrer Studie bezeichnen, eine klare Absage erteilen und sehe diese Beobachtungen als institutionsbezogene in den untersuchten Einrichtungen an.

Somit grenzen sich die übergeordneten Therapieziele bei Menschen im Wachkoma zuerst mal eindeutig von am Lebensende verorteten Zielen ab, worauf in der praktischen Pflege in der Umsorgung dieser Menschen und im wissenschaftlichen Expertenkreis von Wachkomaexperten auch immer wieder explizit hingewiesen wird. Jedoch stehen Fragen diesbezüglicher Art im Fokus gesellschaftspolitisch-medizinischer Diskussionen, was folgendes Zitat widerspiegelt: „Man kann in der Tat den artifiziellen, menschengemachten Zustand des Wachkomas als einen aufgehaltenen Sterbeprozess sehen[230]." Auf diese gesellschaftliche Betrachtungsweise reagierend, wird insbesondere im Bereich der Wachkomaforschung ausdrücklich erwähnt, dass Wachkoma-Patienten „keine Sterbenden oder Todkranken[231]" sind und sie einem zu verteidigenden „Lebensschutz[232]" unterliegen. Trotz dessen ist es natürlichen Ursprungs, das betroffene Menschen im Wachkoma ebenso in palliative Situation geraten können, wie „gesunde" Menschen.

Einleitend möchte ich noch einen kurzen Exkurs zu den Todesursachen von Menschen im Wachkoma geben; einerseits, um aufzuzeigen, dass diese sich nicht gänzlich von weiteren multimorbid erkrankten Menschen unterscheiden, andererseits, um Ansätze zu bieten, woran eine Therapiezieländerung im Einzelfall zeitlich verortet werden kann, sofern sie denn solitär

---

[228] Geremek 2009, S. 86
[229] Bienstein, Hannich 2001, S. 345
[230] Jox 2011b,S. 220
[231] Zieger 2002, S. 5
[232] Plenter 2001, S. 73

von Dritten zu treffen wäre. Handlungsleitend sind hierbei die Fragen „Wann darf ein Wachkoma-Patient sterben?" und „wie lange wir sein Sterben verhindern dürfen[233]?" So sind Todesursachen in interkurrenten Komplikationen und somit als Folge von epileptischen Anfälle, Hydrocephalus, Polyneuropathien, Aspirationen, zentralen Fieberschüben etc. zu sehen[234], als auch durch das Fortschreiten bestehender Grunderkrankungen, die eventuell bereits zur Erkrankung des Wachkomas geführt haben, und durch Sekundärkomplikationen, wie rezidivierenden Infekten im Bereich der oberen Atemwege, der Lungen oder des Harnwegstraktes sowie Herz-Kreislauf-Versagen[235] [236]. Man muss sich hierbei selbstverständlich immer wieder darüber im Klaren sein, dass die betroffenen Menschen als hoch multimorbid und schwerst erkrankt bezeichnet werden müssen, sodass neben der rehabilitativen Umsorgung auch das Verhindern von Sekundär- oder Tertiärkomplikationen im Bereich der täglichen Pflege eine umfassende Aufgabe zukommt und somit als weiteres „Therapieziel" zu bezeichnen ist.

Gerade bezüglich dieser Komplikationen ist ein Ansetzen, wie es in der klinischen Empirie zu beobachten ist, von Entscheidungen, die eine Therapiezieländerung herbeiführen können, tagtägliche Praxis und äußert sich in niedergeschriebenen „mutmaßlichen Willen" oder Patientenverfügungen, die invasive Maßnahmen, Reanimationen, Krankenhaus-einweisungen oder antibiotische Behandlungen ablehnen.

Somit sind bereits erste Ansatzpunkte genannt, wie eine Therapiezieländerung im Bereich neurologisch erkrankter Menschen herbeigeführt werden kann. Dass gerade dieser Themenkomplex ein in der Umsorgung dieser Menschen allgegenwärtiger ist, zeigt sich neben bekannten Gesetzesurteilen[237], in moralisch-ethischen Diskussionen um die Therapiezieländerung bei betroffenen Menschen[238] als auch bei den veröffentlichten Studien in diesem Bereich[239], welche beispielsweise die Begriffe wie „End-of-life decision-making", „Disorders of consciousness (…) and therapeutic interventions" oder „diagnostic and ethical challenges" integrieren.

---

[233] beide Zitate Putz 2011 , S. 137
[234] vgl. Steinbach, Donis 2011, S. 65 ff.
[235] ebenda, S. 50
[236] Jox 2011b, S. 214 ff.
[237] s. hierzu beispielweise die Urteile im Fall Bad Hersfeld aus dem Jahre 2010 (der sogenannte „Putz-Fall") in Putz 2011, S. 137 ff., oder im Fall des Grundsatzurteils des Landgericht Fulda in Weber 2010, S. 799 oder Großkopf 2009, S. 922 ff.; in beiden Fällen ging es um die Einstellung der künstlichen Ernährung und Hydration von langjährigen im Wachkoma lebenden Menschen
[238] s. die Diskussionen im weltbekannten Fall von Terri Schiavo in Jox 2011c, S. 10 ff.
[239] s. hierzu Kapitel 2.4 und 3.3 sowie die Angaben im Literaturverzeichnis

Gian Domenico Borasio, ein italienischer Palliativmediziner, stellt beispielsweise die Therapiezieländerung beim „permanent vegetativen Status" als Frage nach der Indikation dar. Hierbei stellt er die zwei im deutschen Medizinrecht wesentlichen Gründe zur Anwendung oder Unterlassung lebenserhaltender Maßnahmen („fehlende medizinische Indikation" oder „fehlende Einwilligung des Patienten") der Indikationsüberprüfung gegenüber. Diese besagt, dass eine stetige Überprüfung der Indikation immer auf den einzelnen Patienten in seinem aktuellen Zustand unter Hinzunahme der Prognose zu stellen ist. Hierbei sind medizinische Maßnahmen indiziert, wenn sie einem vernünftigen Therapieziel dienen (Nutzen) und dieses Therapieziel realistisch erreicht werden kann (Wirksamkeit). Hinsichtlich des Nutzens bei betroffenen Menschen im Wachkoma erwähnt er, dass dies meist eine Wertungsentscheidung impliziert und grundsätzlich eine Beteiligung des betroffenen Menschen oder eines Stellvertreters erfordert, sobald ein potenzieller Nutzen auch nur mit einer geringen Wahrscheinlichkeit denkbar ist. In jedem Fall besagt er jedoch, dass eine „Sterbeverzögerung (...) anerkanntermaßen kein medizinisches Therapieziel[240]" darstellt Zur Wirksamkeit postuliert Borasio, dass sie eng mit der Wahrscheinlichkeit, ob eine Maßnahme das Therapieziel erreicht, verknüpft werden muss. Hierbei führt er die maßgeblichen Ziele an, die mit der Anlage einer PEG-Sonde (künstliche Ernährung mittels perkutaner endoskopischer Gastrostomie (PEG)) bei Patienten mit fortgeschrittener Demenz verfolgt werden: Lebensverlängerung, Verbesserung des Ernährungszustandes und der Lebensqualität, verbesserte Wundheilung beim Wundliegen und Verringerung des Verschluckens. Die gesamte Studienlage zeigt hierbei eindeutig auf, dass keines dieser Ziele mittels der Maßnahme erreicht werden kann, wodurch sie entsprechend der Regeln der evidenzbasierten Medizin nicht angewendet werden dürfte. Er schlussfolgert, dass der Tod nicht durch den Mangel an Flüssigkeit eintritt, sondern durch die Grunderkrankung an sich und zieht somit die Verbindung zum Wachkoma. Die Bundesärztekammer sieht die künstliche Ernährung und Hydration jedoch, insbesondere bei „Patienten mit schwersten zerebralen Schädigungen und anhaltender Bewusstlosigkeit[241]" als lebenserhaltende Therapie und ist unter Beachtung des geäußerten Willens grundsätzlich geboten, wobei in Fällen, in denen der Patientenwille nicht eindeutig zu ermitteln ist, die Lebenserhaltung absoluten Vorrang hat. Borasio stellt gerade der letzten Annahme, der absoluten Lebenserhaltung, „zwei aprioristische Positionen als unveränderbar gegeben voran: 1. Wenn der Patientenwille nicht zu eruieren ist, muss lebenserhaltend behandelt werden. 2.

---

[240] Borasio 2011, S. 111
[241] zit. n. Borasio 2011, S. 112

Der klinische Zustand eines Wachkomapatienten (einschließlich seiner Irreversibilität) wird als „Leben" im Sinne von 1. uneingeschränkt akzeptiert[242]." Dies bezeichnet er als kongruente Wertentscheidung im Gegensatz zu sonstigen Haltungen der Ärzteschaft. Weiterhin bedenkt er, dass es aus palliativmedizinischer Sicht „nicht irrelevant sein kann, wenn ein Mensch einen Zustand erreicht hat, der ihm eine relationale Beziehung zu seiner Umwelt und zu seinen Mitmenschen dauerhaft und irreversibel verunmöglicht[243]." Er stellt somit die Frage, ob „die bloße Aufrechterhaltung einer biologischen Existenz tatsächlich ein Therapieziel darstellen kann, das eine absolute und uneingeschränkte Indikation zur zeitlich unbegrenzten künstlichen Ernährungs- und Flüssigkeitsgabe begründet[244]" und fordert demnach „eine unvoreingenommene Diskussion darüber zu führen, ob eine apodiktische Indikationsstellung zur künstlichen Ernährungs- und Flüssigkeitsgabe bei Patienten mit langjährigem, auch durch Bildgebungsnachweis als eindeutig irreversibel festgestelltem Wachkoma noch in dieser Form aufrechtzuerhalten ist[245]."

Man mag der Darstellung Boarsios kritisch gegenüberstehen, insbesondere bei der Argumentation mittels bildgebenden Verfahren, jedoch zeigt er dadurch argumentative Ansätze, wie einer Verabsolution der künstlichen Ernährung und Hydration im Krankheitsbild Wachkoma entgegengewirkt und insbesondere eine Therapiezieländerung herbeigeführt werden kann, sofern diese indiziert ist oder der mutmaßliche aktuelle Wille des betroffenen Menschen ermittelt werden kann. Gerade hinsichtlich der künstlichen Ernährung und Hydration, welche insbesondere bei der Thematik der Therapiezieländerung eine entscheidende Maßnahme und Intervention darstellt, bestehen in der gesellschaftlichen und wissenschaftlichen Betrachtungsweise starke Vorbehalte gegenüber einer Beendigung derselbigen. Trotz dessen, dass die künstliche Ernährung und Hydration als eine der existentiellsten Lebenserhaltungsmaßnahmen bezeichnet werden kann, ist sie nicht als Therapieabbruch bei Beendigung zu bezeichnen, was Zieger folgendermaßen beschreibt: „Eine Ernährung, sei sie nun „natürlich" auf oralem Wege oder „künstlich" über eine Magensonde oder PEG, ist keine Therapieform (nur der Akt der Sondeneinlage als solcher), sondern ein pflegerisches Mittel zur Befriedigung von allgemeinmenschlichen Grundbedürfnissen. Das Ziel der Ernährung ist nicht die Besserung des Bewusstseins oder Leistungsvermögens, sondern die Förderung des Wohlergehens und

---

[242] ebenda, S. 113
[243] ebenda
[244] ebenda, S. 114
[245] ebenda

dessen, was subjektiv als „Wohlbefinden" empfunden wird. Darum kann die Beendigung einer Ernährung auch kein Therapieabbruch sein[246]."

Insgesamt gesehen zeigen sich jedoch bei den Möglichkeiten der Abänderung des Therapieziels bei betroffenen Menschen im Wachkoma keine abweichenden Vorgehensweisen als bei andersartig betroffenen Menschen, bei denen diese Frage im Vordergrund der momentanen Situation steht. Lediglich die Allokation eines aktuellen mutmaßlichen Willens ist hierbei anderer Natur zu verorten, worauf ich in der aufbauenden Konzeptdarstellung noch gesondert eingehen möchte. So stehen auch bei der Therapiezieländerung die Begriffe Patientenverfügung, mutmaßlicher Wille, Stellvertretung und Autonomie als Möglichkeiten der Willensbildung und –darstellung an oberster Stelle der Ratschläge [247] [248] [249], wobei die Frage nach der Autonomie als „aktualer Fähigkeit[250]" und der Reichweite des Autonomiekonzeptes[251] besonderer Beachtung bedürfen, was nachfolgend bei der Konzeptionsdarstellung noch eingehender behandelt wird.

Die Therapiezieländerung bei betroffenen Menschen im Wachkoma wandelt sich somit vom rehabilitativ und/oder zustandserhaltenden Charakter zur palliativen Umsorgung, welche mittlerweile durch den Begriff „Neuro-Palliative Care" geprägt wird, und integriert als neu zu definierende Ziele dieser Fachrichtung die Bereiche Schmerztherapie, Symptombehandlung, psychosoziale Begleitung, Spiritual Care, Biografiearbeit etc. [252] [253] [254] und ist im Sinne des individuellen Lebensqualitätskonzeptes verortbar.

Die Ansatzmöglichkeiten bei therapiezielabändernden Fragen sind bei zugrundeliegender Klientel, meist auch in der öffentlichen Diskussion so wahrnehmbar, in den meisten Fällen mit der Beendigung der künstlichen Ernährung und Hydration zu sehen[255] [256] [257] [258] [259]. Jedoch ergeben sich auch oben genannte Ansatzmöglichkeiten, wie die der Niederschrift einer

---

[246] Zieger 2002, S. 5
[247] vgl. Breitsameter 2011, S. 7 ff.
[248] vgl. Marckmann 2011, S. 17 ff.
[249] vgl. Jox 2011a, S. 112
[250] Huber 2011, S. 79
[251] vgl. Bobbert 2011, S. 139 ff.
[252] vgl. Kränzle, Schmid, Seeger 2007, S. 25 ff.
[253] vgl. Gerhard 2011, S. 87 ff.
[254] vgl. Borasio 2013, S. 56 ff.
[255] vgl. Jox 2011b, S. 222
[256] vgl. Borasio 2013, S. 108 ff.
[257] vgl. Putz 2011, S. 141 ff.
[258] vgl. Zieger 2002, S. 5
[259] vgl. Kuhlmann 2011, S. 58 ff.

Patientenverfügung basierend auf dem mutmaßlichen Patientenwillen mit dem Verzicht auf invasive Maßnahmen, Reanimationen, antibiotische Behandlungen oder Krankenhauseinweisungen.

Somit zeigt sich zusammenfassend gesehen, dass bei der Therapiezieländerung von neurologisch erkrankten Menschen zwar, allgemein erkrankten gegenüber, gleichartige Möglichkeiten in Ausdruck und Reichweite zur Anwendung kommen können, jedoch andersartige Allokationsmöglichkeiten auf Grund der Einschränkungen der Kommunikationsmöglichkeiten greifen müssen.

2.4 Bisheriger Forschungsstand und Darstellung der Forschungsfrage

Basierend auf den theoretischen Grundlagen und Grundannahmen zeigt sich, meines Erachtens nach, dass vorgestellte Ansätze und Konzepte durch ihre Absolutheit in der Frage glänzen, wie die betroffenen Menschen, die einer ethischen Entscheidung unterstehen und von deren Folgen mutmaßlich existenziell betroffen wären, im Sinne der Entscheidungsfähigkeit eingruppiert werden.

Aufbauend auf der uneinheitlichen wissenschaftlich-medizinischen Definition des Krankheitsbildes mitsamt den unterschiedlich bewertenden Diagnosen und dem daraus hervorgehenden Diagnosedilemma wurde versucht, den Bereich der ethischen Entscheidungsfindung definitorisch aufzeigen und anerkannte, sowie in der Praxis zur Anwendung kommende, Ansätze und Konzepte auf das Phänomen Wachkoma anzuwenden bevor abschließend der Bereich der Therapiezieländerung aufgegriffen wurde, da dieser als Grenzfrage gerade im Bereich der Wachkomapflege in gesellschaftspolitischen und medizinischen Diskussionen, sowie der aktuellen Studienlage immer wieder auftaucht und versucht wird mittels Entscheidungsfindungsmodellen zu lösen.

Bereits anhand der aufgezeigten Definitionen zeigt sich, dass das Krankheitsbild des Wachkomas aufgrund der divergierenden Zuschreibungen in besagten Konzepten kaum objektiv-bewertet auftauchen kann und durch die Abschreibung von Autonomie eine gewisse Stigmatisierung erfolgt, wodurch eventuelle Willensbekundungen mittels der Diagnosestellung übergangen werden. Die neuesten Bestrebungen in der wissenschaftlichen Studienlage führen somit zurzeit zu den Auswüchsen einer bildgebenden Autonomiezuschreibung, welche zusätzlich noch ohne Hinzunahme philosophischer Grundannahmen durchgeführt wird und somit, meines Erachtens nach, als fehlgeleitet bezeichnet werden muss. Diese Autonomie durch Bildgebung, wie ich es bezeichnen möchte, wird im weiteren Verlauf der Recherche nochmals aufgegriffen und argumentativ bewertet.

Es zeigt sich jedoch zumindest an derartigen Bestrebungen, dass dieses Dilemma erkannt wurde und versucht wird mittels Konzepten, leider hierbei im Sinne apparativer Zuhilfenahme, zu lösen, beziehungsweise neue Ansätze zu liefern, um die betroffenen Menschen in der neurologischen Phase F partizipativ zu integrieren.

Somit stellt sich die abschließende Forschungsfrage, welcher im vorliegenden Buch nachgegangen wird und welche die Recherchestrategie maßgeblich bestimmte, als folgende dar:

Gibt es Möglichkeiten der aktiven Partizipation von betroffenen Menschen im Wachkoma bei ethischen Entscheidungsfindungsprozessen am Beispiel der Therapiezieländerung in der stationären Langzeitpflege der neurologischen Phase F? Hierbei soll der Fokus auf der aktiven Partizipation liegen, weshalb stellvertretende Entscheidungen, im Sinne von Patientenverfügungen, dem mutmaßlichen Willen, Vorsorgevollmachten oder Betreuungsverfügungen von der Fragestellung ausgeschlossen wurden, ebenso wie der Bereich philosophischer Diskurse, ob Menschen im Wachkoma Autonomie zugesprochen werden kann.

3 Ergebnisse der Literaturanalyse

Im Folgenden möchte ich mittels einer Ergebnisdarstellung und anschließender Bewertung Ansätze aufzeigen, die in der gegenwärtigen Fachwelt bestehen, um bewusstseinseingeschränkte Menschen im Wachkoma an Fragen hinsichtlich Therapiezieländerungen im ethischen Entscheidungsfindungsprozess aktiv-partizipativ zu beteiligen. Die Ergebnisse entstehen aus der zugrundeliegenden abschließenden Forschungsfrage, welche mittels der dargestellten Methodik der Literaturanalyse exzerpiert wurden. Nach Darstellung der Literaturrecherche, erfolgt die Ergebnispräsentation, unterteilt in die Bereiche „Autonomie im Wachkoma aus Sicht der modernen Wachkomaforschung" und „Die feministische Ethik als mögliche angewandte Ethik im Bereich der Wachkomapflege", woraufhin abschließend die Bewertung und kritische Würdigung der Ergebnisse vor dem Hintergrund der Forschungsfrage erfolgt.

3.1 Die Methodik der durchgeführten Literaturanalyse

Zur Beantwortung der abschließenden Forschungsfrage wurde die Methode der Literaturstudie gewählt, deren Ergebnisse mittels einer essayistischen Darstellung präsentiert werden und, in den vorangestellten Kapiteln, bereits wurden. Der Recherchezeitraum umfasste den Zeitrahmen von 1990 bis Dezember 2014, wobei ältere, in den Quellen angegebene, Publikationen in Form von Zweitzitationen aufgegriffen wurden.

Die Recherche erfolgte mittels der Methoden der elektronischen Datenbankrecherche (in den Datenbanken Carelit, Cinahl, Cochrane Library, DAHTA, Databank of Abstracts of Reviews, DIMDI, informa healthcare, Medline, Pubmed und The Lancet), der Onlinerecherche über Suchmaschinen (Google, Google Scholar) und im aufbauenden Schneeballsystem, der Hand- und Katalogrecherche in der Bibliothek der Evangelischen Hochschule Darmstadt, der Deutschen Nationalbibliothek Frankfurt und in gängigen Pflege- und neurologischen Fachzeitschriften („bioethics", „Die Schwester Der Pfleger", „Dr. med mabuse", „Journal of Medical Ethics", „Neuroethics", „not durch Hirnverletzung, Schlaganfall oder sonstige erworbene Hirnschäden", „Pflege und Gesellschaft", „Pflegewissenschaft", „Pflegezeitschrift", „The Journal of Neuroscience", und „Wachkoma und danach"), sowie durch Nachfrage bei, sogenannten, Wachkomaexperten (namentlich Marcello Ciarrettino, Ralf J. Jox, Peter Nydahl und Andreas Zieger). Inkludiert wurde deutschsprachige als auch englischsprachige Literatur, da anderssprachige Literatur, beziehungsweise Literatur aus anderen Ländern als der deutsch- und englischsprachigen, auf Grund der veränderten Rahmenbedingungen in der Versorgung der Menschen, beziehungswiese des Nicht-Vorhandenseins dieses Krankheitsbildes in diesen Ländern auf Grund andersartiger medizinischer, rechtlicher oder gesellschaftlicher Standards und Werte, in einem anderen Bezugsrahmen zu sehen ist und andersartiger Grundannahmen unterliegt. Innerhalb der Recherche, insbesondere bei der Onlinerecherche, wurden Begriffe mittels der Recherchewörter „UND" und „AND" (beispielsweise „ethische Entscheidungsfindung" UND „Wachkoma") inkludiert, beziehungsweise Begriffe mittels der Recherchewörter „OHNE" und „WITHOUT" exkludiert (beispielsweise „ethische Entscheidungsfindung" OHNE „Patientenverfügung") und somit im Ausschlussverfahren Publikationen, die der zugrundeliegenden Forschungsfrage nicht dienlich waren, von der Recherche ausgenommen.

Die hierbei genutzten Suchwörter, welche mittels aufgezeigter Einschluss-, beziehungsweise Ausschlusskriterien genutzt wurden, umfassten folgende Begriffe im deutschsprachigen Raum: *apallisches Syndrom, Autonomie, Bildgebung, bildgebende Verfahren, Bewusstlosigkeit, EEG (Elektroenzephalografie), ethische Entscheidungsfindung, Ethikkomitee, Ethikkommission, Fürsorge, gesetzliche Grundlagen, Kuration, minimal-bewusster Zustand, minimaler Bewusstseinszustand, MRT (Magnetresonanztomographie), Neuroethik, neurologische Phase F, neurologisches Rehabilitationsmodell, Neurowissenschaften, Palliative Care, Patientenverfügung, PET (Positronen-Emissions-Tomographie), Pflegeethik, Remissionsphasen, stationäre Langzeitpflege, Syndrom reaktionsloser Wachheit, Therapiezieländerung* und *Wachkoma*

sowie der im englischsprachigen Sprachraum entsprechenden Begriffe als auch folgender Begriffe, äquivalent den englischsprachigen Diagnosen zu sehen oder englischsprachiger Fachausdrücke: *Disorders of Consciousness, end-of-life decisions, ethical issues, minimal conscious state, permanent vegetative state, persistent vegetative state* und *unresponsive wakefulness syndrome.*

Teilweise mussten die Begriffe *Bildgebung, bildgebende Verfahren, gesetzliche Grundlagen, Ethikkomitee, Ethikkommission* und *Patientenverfügung* bei der Suchstrategie exkludiert werden, da diese Ergebnisse die weiteren relevanten überlagerten. Auch wurden weitere neurologische Erkrankungen, die bei der Suchstrategie auftraten, exkludiert, sofern sie nicht auf das Phänomen Wachkoma in ihrer Fragestellung eingingen, da an erster Stelle cerebrale und neurowissenschaftliche Unterschiede zu Menschen im Wachkoma und zweitens Unterschiede in den Zugangswegen zu den betroffenen Menschen bestehen, einerseits auf Grund andersartiger Rahmenstrukturen, andererseits auf Grund ausprägungsbedingter Genese in der zugrundeliegenden Symptomatik. Ebenso wurde der Bereich der Fragen, ob Menschen im Wachkoma prinzipiell über Autonomie verfügen, beziehungsweise diese ihnen zugesprochen werden kann, welches vornehmlich in philosophischen Betrachtungen aufzufinden ist, bewusst außer Acht gelassen und bei den Ergebnissen der Recherche exkludiert, da, meinerseits und auf Grund der Fragestellung, von der Grundannahme ausgegangen wird, dass die betroffenen Menschen über Autonomie verfügen und diese ihnen, fernab jeglicher Verpflichtungen, zugestanden wird[260].

Neben der Ausschlusskriterien anhand der gewählten Begriffe wurden einige Publikationen ausgeschlossen, da diese mit hohen Beschaffungskosten verbunden waren, weshalb teilweise nur die Abstracts eingesehen werden konnten, wobei hierbei jedoch, anhand der Abstracts, keine relevante Literatur ausgeschlossen werden musste.

Anfangs stand meinerseits noch die Idee im Raum durch qualitative Experteninterviews (bei genannten Wachkomaexperten) eine weitere Grundlage zur Beantwortung der zugrundeliegenden Forschungsfrage anzubieten. Dies wurde jedoch im weiteren Verlauf der Studie verworfen, da es sich durch kollegiale Gespräche mit einigen Experten aufzeigte, dass keine anderweitigen Erkenntnisse aus diesen Befragungen entstehen würden. Ebenso verhält es sich mit zwei meinerseits besuchten Veranstaltungen (Fachtagung „und wie geht es weiter…?" der Bundesarbeitsgemeinschaft Phase F am 19. Juli 2013 in Brilon mit Vorträgen von Prof. Dr. Seidel, Prof. Dr. Andreas Zieger und Marcello Ciarrettino zu neuesten Terminologien und Forschungsergebnissen in der Wachkomaforschung; Vortrag „Wachkoma: aktuelle Erkenntnisse und ethische Fragen" von Dr. Dr. Ralf J. Jox der Kreissparkasse Groß-Gerau am 11. Dezember 2013 in Groß-Gerau) und dem Film „Im Koma - und doch bei Bewusstsein?"[261], da beide Zugangs-formen keine neuen Erkenntnisse und Bezüge entgegen den literaturbasierten Quellen ergaben. Somit wurde der Fokus auf die systematische Literaturrecherche mit anschließender Diskussion und einer daraufhin erfolgenden ansatzweisen Konzeptionserstellung gelegt.

---

[260] auf diese Grundannahme wird in der konzeptionellen Darstellung, ab Kapitel 4, gesondert nochmals eingegangen
[261] siehe hierzu die Angaben im Literaturverzeichnis unter den Internetquellen

3.2 Autonomie im Wachkoma aus Sicht der modernen Wachkomaforschung

Folgend möchte ich den Stand der modernen Wachkomaforschung und deren Erkenntnisse im Hinblick auf eine Partizipation bei ethischen Entscheidungsfindungsprozessen, insbesondere natürlich im Hinblick auf das Beispiel der Therapiezieländerung, detaillierter beleuchten und somit Möglichkeiten der partizipativen Selbstbestimmung bei objektiv nichteinwilligungsfähigen Menschen aufzeigen. Neben den Erkenntnissen der Wachkomaforschung möchte ich noch weitere Ansätze einbringen, deren Ursprung nicht alleinig im Wachkomabereich zu finden ist, die jedoch in diesem pflegerischen Setting weitverbreitet zur Anwendung kommen. Im Gegensatz zu Erklärungsansätzen moderner Philosophen hinsichtlich der Zuschreibung oder Absprechung der Postulate Autonomie und Selbstbestimmung bei bewusstseinseingeschränkten Menschen, wird die Frage nach einer eventuellen Partizipation von Menschen im Wachkoma in Bezug auf Fragen ethischer Entscheidungsfindung nicht nur an Korrelaten, wie Autonomie oder Bewusstsein festgemacht. Jedoch nehmen diese Frage und der technische Beweis dieser Korrelate im neurowissenschaftlichen Raum eine enorme Stellung ein und es erfolgte gar ein Wettlauf um die diesbezügliche Studienlage, welche jedoch mittlerweile größtenteils widerlegt wurden. Auf Grund der annähernden Omnipräsens dieses Themengebietes und des Überhangs an dazu gefundenen Ergebnissen bei der zugrundeliegenden Literaturrecherche, möchte ich mit der Vorstellung dieser Ergebnisse beginnen.

Der Ansatz dieser Studien lässt sich unter dem Blick der sogenannten Neuroethik betrachten. Diese „kann als Bereich angewandter oder anwendungsbezogener Ethik gesehen werden. Denn die hier erfolgende ethische Reflexion hat nicht eine vorrangig theoretische Zielsetzung [wie beispielsweise die philosophische Reflexion; *Anmerkung des Verfassers*], sondern ist auf konkrete Anwendungen ausgerichtet. Im Zentrum der Neuroethik stehen Überlegungen über einen angemessenen Umgang mit Erkenntnisfortschritten und sich hierdurch eröffnenden neuen Handlungsmöglichkeiten und neuen Handlungsspielräumen im speziellen Bereich der Neurowissenschaften[262]."

Eine fast unüberschaubare Menge an diesbezüglichen Studien erhält man, wenn man in bekannten Datenbanken die entsprechenden, in Kapitel 3.1 dargestellten, Suchbegriffe eingibt. Schließt man hingegen entsprechende Suchbegriffe aus (beispielweise Bildgebung,

---

[262] Hildt 2012, S. 11

fMRT oder EEG), so bleiben die Ergebnisse recht überschaubar, was die Bedeutung der bildgebenden Verfahren vergegenwärtigt. Kurz zusammengefasst geht es in besagten Studien um den Nachweis von Bewusstsein, beziehungsweise eines sogenannten „Restbewusst-seins[263]" anhand von Bildgebungsverfahren. Hierbei wurden Versuche unternommen, dies mittels MRT (Magnetresonanztomographie), EEG (Elektroenzephalografie), PET (Positro-nen-Emissions-Tomographie) oder mittels Neurostimulation durch Medikamente[264], sonstige vigilanzsteigernde Interventionen oder tiefer Hirnstimulation durch Stimulationselektroden nachzuweisen[265]. Neben diesen Versuchen werden Einzelfallstudien umschrieben, bei denen der Versuch unternommen wurde, die cerebrale Erregung bei verschiedenen Alltags-Imaginationen mit den Begriffen „Ja" beziehungsweise „Nein" zu assimilieren. Hierbei sollten sich die betroffenen Menschen beispielsweise vorstellen, Tennis zu spielen oder durch ihre Wohnung zu gehen, was an unterschiedlichen Gehirnregionen cerebrale Aktivität hervorruft und somit mit Zustimmung oder Ablehnung gleichgesetzt werden sollte. So sollte beispielsweise die Imagination des Tennisspielens für „Ja" stehen und einen Ansatz dafür liefern, einen gezielten „Ja-Nein-Code" herauszubilden, um die betroffenen Menschen aktiv partizipieren zu lassen, vornehmlich hinsichtlich ihres weiteren Therapieverlaufs. Weiterhin zeigten sich in Einzelfällen, dass einzelne betroffene Menschen aktiv schreiben konnten, wenn man ihnen den Stift führte (was sich jedoch im Nahhinein als Betrug herausstellte, da die behandelnde Logopädin den Stift führte[266]) oder sie aktiv auf bekannte Stimmen hörten und mit aktiven Reaktionen antworteten[267] [268] [269] [270] [271]. In diesem Zusammenhang ist auch die „direkte Gehirn-Computer-Schnittstelle" zu sehen. Hierbei werden Informationen mittels invasiver Maßnahmen, wie dem Einbringen von Elektroden, direkt vom Gehirn abgeleitet und verarbeitet, was eine Kommunikation ohne Einsatz von Körpersignalen oder verbaler Sprache ermöglicht[272]. Jedoch zeigt sich bereits anhand der Einzelfallbeschreibungen, dass dies Einzelfälle sind und somit keine Verallgemeinbarkeit herzustellen ist. Weitere

---

[263] Gutwald, Sellmaier 2011, S. 134

[264] bspw. wird die Gabe von Amantadin zur Vigilanzsteigerung genannt; vgl. Giacino et al. 2012, S. 819 ff.

[265] der gesamte Überblick der Studienlage würde den vorliegenden Rahmen sprengen und der Studienfrage unangemessen sein; siehe hierzu eine zusammenfassende Übersicht von PET- und EEG-Studien im Abbildungs-verzeichnis unter Abbildung 6

[266] vgl. Jox 2011c, S. 11 ff.

[267] vgl. Jox, Kuehlmeyer 2013, S. 2

[268] vgl. van Lommel 2013, S. 218 f.

[269] vgl. Gutwald, Sellmaier 2011, S, 134

[270] vgl. Fins 2011, S. 342

[271] vgl. Tarquini et al. 2012, S. 696

[272] vgl. Hildt 2012, S. 80 f.

wissenschaftliche Schwächen, insbesondere im Bereich der bildgebenden Verfahren, sind als methodische Schwächen im Bereich der Sensitivität beziehungsweise zu geringer Teilnehmerzahlen und/oder fehlender Vergleichsgruppen und in Fehlern hinsichtlich der statistischen Auswertung in Bezug auf fehlender statistischer Relevanz zu sehen[273][274][275][276][277]. Auch das Argument der ökonomischen Kosten-effektivität beschränkt den weiteren Einsatz der bildgebenden Interventionen[278]. Neben dem Herausarbeiten dieser Fehler und somit der Widerlegung diesbezüglicher Erkenntnisse, worauf im Übrigen in der Fachwelt eine überaus große Energie verwendet wurde, symbolisiert insbesondere die Auseinandersetzung mit der „bildgebenden Autonomiezuschreibung" die Differenzen hinsichtlich dieser Erkenntnisse. So ist ein Argument diesbezüglich, dass „das Bewusstsein als subjektive Kategorie nicht objektiv messbar ist (…). Zudem ist die Messbarkeit einer subjektiven Kategorie wie Bewusstsein aus erkenntnistheoretischen Gründen begrenzt[279]." Weiterhin wurde in weiteren Forschungsrichtungen nachgewiesen, dass „bei verbalen Instruktionen bestimmte Wörter bestimmte Aktivierungsmuster im Gehirn[280]" auslösen und somit kein Rückschluss auf eine aktive Reaktion gezogen werden kann. Insbesondere wichtig zu erwähnen ist das Argument, dass beim Einsatz modernster Technik die eigentlich basale Grund-kommunikation, und in dieser Quelle als einzig ehrliche bezeichnet, übersehen wird[281].

Somit zeigt sich, dass gerade diese im letzten Jahrzehnt sehr modernen und hoch angesehenen neurowissenschaftlichen Erkenntnisse stark reflektiert und neutral bewertend angesehen werden müssen und dadurch auch widerlegt werden können. So wurde aus dem Ansatz einer bildgebenden Kommunikation bei bewusstseinseingeschränkten Menschen im Wachkoma, welche zur aktiven Partizipation dieser bei therapiezieländernden ethischen Entscheidungsfragen beitragen hätte können, nicht mehr als ein kurzes Aufflammen neuer Erkenntnisse, welche jedoch mit entschiedener Vehemenz zunichte gemacht wurden. Die sich anfänglich eröffnenden neuen Handlungsmöglichkeiten der Neuroethik könnten somit fast als verschließende Möglichkeiten angesehen werden, wenn man diese Erkenntnisse eins zu eins auf die betroffenen Individuen übertragen würde. Trotz, dass die Ansätze als Gegenpart zur

---

[273] vgl. Goldfine et al. 2013, S. 2
[274] vgl. Tarquini et al.2012, S. 696
[275] vgl. Di Stefano et al. 2012, S. 1251
[276] vgl. Crone, Kronbichler 2012, S. 71 f.
[277] vgl. Zieger 2011b, S. 44
[278] vgl. Jox, Bernat, Laureys, Racine 2012, S. 734
[279] Jox 2011d, S. 578
[280] Jox 2011a, S. 122
[281] vgl. Fins 2011, S. 344

philosophischen Tradition aus der Neurowissenschaft bezeichnet wurden, setzen sie jedoch an derselben Argumentation an, nämlich, dass sich aktive Teilhabe am Bewusstsein festmacht und Autonomie nur mittels Bewusstsein zugeschrieben werden kann. Zumindest trugen diese Erkenntnisse dazu bei, dass weitere Formen, teils altbekannte, teils neuere, im Bereich basaler Zuwendung und empathischer Erkenntnisse exzerpiert und weiter erforscht wurden.

Aus meiner Sicht, um eine kurze Bewertung vorwegzunehmen, stellt sich das Themengebiet der Bildgebung in Kombination mit dem Nachweis von Bewusstsein, als Verfahren zur Autonomiewahrung mittels Bildgebung, als zu kurz greifend dar, da der Mensch hierbei in Vergessenheit gerät und die Gefahr des Übersehens eigentlicher Willensbekundung auf basaler Ebene besteht. Im Zusammenhang mit der Frage nach einer Partizipation in ethischen Entscheidungsfindungsprozessen bei der Frage nach einer eventuellen Therapiezieländerung möchte ich die Worte des Neurochirurgen und renommierten Wachkomaforschers Andreas Zieger zitieren: „Erkenntnistheoretisch und ethisch sind solche messtechnischen Befunde kein ausschlaggebendes Entscheidungskriterium für einen Nahrungsentzug, da messtechnische Parameter „bewusst sein" auf „Hirnaktivität haben" reduziert[282]."

So erfolgte, unter anderem, eine Rückbesinnung auf die Erkenntnisse Antonio Damásios, ein portugiesischer Neurowissenschaftler, der folgende Argumentation anführte: „Hirnprozesse lösen seelische und geistige Leistungen im ganzen Menschen aus, ohne sie selbst hervorzubringen. Obwohl höhere Akte vom Nervensystem ermöglicht werden, findet das Erleben, das den Menschen beseelt oder begeistert, im ganzen Leib und in der Umwelt, oft fernab vom Gehirn statt. Nach Antonio Damásio ist der menschliche Geist dreifach bedingt durch Gehirn, Leib und Umwelt[283]." Dies spiegelt sich auch in Damásios folgendem Zitat wieder: „Ich glaube, dass der Restkörper für das Gehirn mehr leistet als nur Unterstützung und Modulation[284]." Somit erfolgt in diesem Argumentationsgang eine Rückführung zur ganzheitlichen Betrachtungsweise auf den Menschen und die Korrelate Bewusstsein und Autonomie werden etwas in den Hintergrund gerückt, was die Aufmerksamkeit wieder vermehrt auf den Menschen mitsamt seiner Umwelt lenkt. Auf Grundlage dieser Argumente basieren die folgenden weiteren Darstellungen, welche ich bei der Recherche zur vorliegenden Forschungsfrage anführen möchte. Diese Erkenntnisse entspringen, wie bereist erwähnt, nicht in

---

[282] Zieger 2011b, S. 44
[283] zit. n. Scheurle 2013, S. 30
[284] ebenda

vollem Umfang und originär der Wachkoma-forschung, nehmen jedoch dort einen großen Rahmen ein und gelten als bekannte und praktisch anzuwendende Konzepte.

Sabine Schäper, eine römisch-katholische Theologin und Sozialpädagogin, spricht hierbei vom Wachkoma als eine Aufforderung an die Bezugspartner, die Hoffnung auf einen Dialog nicht aufzugeben. Sie bezeichnet das Gehirn als ein Beziehungsorgan, was bedeutet, dass Ansprache, Beziehungsangebote, Bindung und Zugehörigkeit wesentliche Grunderfahrungen sind, die die Hirnentwicklung und die Regeneration von Hirnfunktionen nach schweren Schädigungen unterstützen können[285]. In diesem Zusammenhang stellt sie den Ansatz von Thomas Schramme, ein praktischer Philosoph, vor, welcher als Konzept der basalen Wahrnehmungsfähigkeit zu sehen ist. „Schließlich nennt Schramme noch die basale Wahrnehmungsfähigkeit als Grundvoraussetzung, sich in der Welt überhaupt wahrzunehmen. Die Summe dieser Fähigkeiten beschreibt Schramme als Autonomie im Sinne einer „übergreifenden Fähigkeit (…), die das Zusammenspiel der einzelnen basalen Fähigkeiten bildet. (…) man kann sagen, dass uns basale Fähigkeiten in die Lage versetzen, in Interaktion mit der Welt unser eigenes und einzigartiges Leben zu suchen und in befriedigender Weise zu führen. Und heißt das nicht, autonom zu sein[286]?" Er bindet die Autonomie somit an die basale Wahrnehmungsfähigkeit des Individuums und bietet dadurch, unter anderem, den Ansatz zu Ziegers Konzept des körpernahen Dialogaufbaus. Hierbei werden schwache Körpersignale betroffener Menschen im Vollbild des Wachkomas, die oberflächlich betrachtet von der Außenwelt übersehen oder als bedeutungslos angesehen werden, als unbewusste Symbolisierung ihrer körperlichen Empfindsamkeit auf körpersprachlicher Ebene angesehen und somit als kommunikatives Mittel verstanden. Der Entschlüsselung und Förderung der nonverbalen körpersemantischen Kompetenzen ist eine große Aufmerksamkeit im Krankheitsverlauf zu richten und bedeutet eine große Herausforderung für das gesamte multidisziplinäre Behandlungsteam, was mittels eines Höchstmaßes an Empathiefähigkeit und Intuition versucht werden kann zu allozieren[287]. Die Fähigkeit zur Empathie wird sozusagen verstanden als zentraler Verbindungsaufbau[288] und als „einfühlsames Verstehen[289]". Wichtig hierbei ist jedoch, dass diese Signale nicht mit Symptomkomplexen einer akuten traumatischen Belastungsreaktion verwechselt werden. Diese zeigen sich in Form von vegetativen

---

[285] vgl. Schäper 2006, S. 4
[286] zit. n. Schäper 2006, S. 8
[287] vgl. Zieger 2011a, S. 113
[288] vgl. Weckert 2011, S. 540
[289] Rogers, zit. n. Schlaps 2013, S. 27

Entgleisungen und Dysregulationen, Unruhezustände und enthemmten emotionalen Reaktionen in Ruhe. Oberflächlich wirken die betroffenen Menschen gestresst, verängstigt und panisch, zeigen gleichzeitig aber auch eine spastisch gebeugte Körperhaltung und wirken abwesend, erschöpft und teilnahmslos[290]. Gerade da diese Symptome verschiedenartig interpretiert werden können, gilt es die bereits genannten Fähigkeiten der Empathie und Intuition herauszubilden. Es gilt somit Beziehungsangebote zu machen; entsprechend eines körpernahen Dialoges im Sinne von Vertrauensbildung und Konzepten der Therapie nach Affolter (also in Form eines Mitgehens). Der individuelle Vertrauens- und Kommunikationsaufbau, welcher dadurch erreicht werden kann, ist für diese Menschen als existenziell zu bezeichnen[291]. Ein besonderes Augenmerk hierbei obliegt der Deutung nonverbaler Selbstaktualisierungen im Abgleich mit früheren Reaktionen und kleiner Zeichen der betroffenen Menschen. Dies erfolgt im leibnahen, zwischenmenschlichen Dialog durch den Rückgriff auf das dynamische Resonanzmodell von Engung (Ausatmen, Augen schließen, Mund schließen, Körper anspannen etc.) und Weitung (Einatmen, Augen und Mund öffnen, Lippen bewegen, Körper entspannen, Lächeln)[292]. Christoph Gerhard nutzt in seinem Buch „Neuro-Palliative Care" das Kommunikationsaxiom nach Watzlawik „Man kann nicht nicht kommunizieren", welches man problemlos auf die Pflege neurologisch schwerst erkrankter Menschen adaptieren könne[293].

Im Zusammenhang dieser Ansätze ist auch das Konzept des dialogischen Beziehungsaufbaus ohne Sprache von Doris Pfabigan, eine pflegewissenschaftliche Philosophin, zu sehen. Diese setzt an den Grundgedanken Ziegers an und integriert weitere Umgebungsfaktoren, wie beispielsweise das soziale Umfeld und der zugrundeliegende Kulturkreis[294]. Ähnlich der Ansätze Ziegers und Pfabigans ist auch Frank Riehls Connected Care® Concept zu sehen, wobei dies eher als therapeutisches Ressourcenangebot verstanden wird und weniger Fragen ethischer Entscheidungsfindung thematisiert, wobei minimalste Ansätze von Autonomie und Teilhabe hierbei erwähnt werden[295]. In die gleiche Richtung geht auch der Forschungsbericht des Ministeriums für Arbeit, Soziales und Stadtentwicklung, Kultur und Sport des Landes Nordrhein-Westfalen. Hierbei galt es Qualitätsindikatoren von Förderungs- und

---

[290] vgl. Zieger 2006, S. 5
[291] ebenda, S. 17 ff.
[292] vgl. Zieger 2011b, S. 37
[293] vgl. Gerhard 2011, S. 70
[294] vgl. Pfabigan 2011, S. 48 ff.
[295] vgl. Riehl 2013, S. 11 ff.

Lebensgestaltungskonzepten für Wachkoma- und Langzeitpatienten im stationären und ambulanten Bereich zu entwickeln. Die Herausgeber Christel Bienstein, eine deutsche Pflegewissenschaftlerin, die unter anderem die basale Stimulation in die Pflege integrierte, und Prof. Hans-Joachim Hannich, ein deutscher Psychologe und Psychotherapeut, beleuchten hierbei das Wachkoma anhand von Expertenbefragungen und empirischen Beobachtungen in Pflegeeinrichtungen. Ein Ergebnis dieser Studie stellt die Grundlage der Beziehungsentwicklung als wesentliches Element von Qualitätsfaktoren heraus, welches als Ansatz gesehen wird, um mit den betroffenen Menschen in Kontakt zu treten[296].

Diese genannten Angebote und Konzepte sind somit als basale Vertrauensbildungsansätze zu verstehen und haben zum Ziel, basale Grundreaktionen der betroffenen Menschen als Form der Kommunikation zu verstehen. Derselben Annahme nach funktioniert das ebenso anerkannte und weltweit eingesetzte Konzept der Basalen Stimulation®. Die Basale Stimulation wird hierbei verstanden als das Erleben von Autonomie und Verantwortung im Sinne eines Eingehens auf den Rhythmus des Patienten[297] und spricht nicht die verbale Sprache, sondern das emotionale Erleben an und ist dadurch gegenwärtig erlebbar. Wenn das Konzept zielgerichtet eingesetzt wird, kann die basale Stimulation eindeutig sein und somit keiner Deutung bedürfen, womit versucht wird, den natürlichen Willen des Patienten aufzudecken[298]. Dies wirkt auch den Bedenken der neurowissenschaftlichen Richtung entgegen, die damit argumentieren, dass in der Praxis Pflegende, Expressionen der betroffenen Menschen in der Form des natürlichen Willens interpretieren ohne das Ziel der Eindeutigkeit voranzustellen, was durch ambivalente Deutungsmuster und mögliche Interpretationsmöglichkeiten geschehen könne[299]. Somit wird das Konzept der Basalen Stimulation verstanden als ganzheitliche Sicht auf zentrale Ziele, insbesondere auch in der palliativen Pflege[300], und kann somit helfen, betroffene Menschen aktiv partizipieren zu lassen, da es weitergehend als eine Form der Wahrnehmungsentwicklung angesehen wird[301] [302]. Die Theologin und Psychologin Monika Bobbert spricht in ähnlichem Zusammenhang von der Förderung der Kommunikation und Selbstbestimmung als moralische Pflicht der Pflegenden, welche anhand von Mimik, Gestik und Körperspannung im Sinne selbstbestimmter Willensbekundung oder

---

[296] vgl. Bienstein, Hannich 2001, S. 65
[297] vgl. Nydahl, Bartoszek 2012, S. 1068 ff.
[298] vgl. Gerhard 2011, S. 68
[299] vgl. Jox 2011e, S. 53 f.
[300] vgl. Walper 2013, S. 338 ff.
[301] vgl. Steinbach, Donis 2011, S. 175 ff.
[302] vgl. Nydahl 2007, S. 48 ff.

Bedürfnisäußerung zu werten ist[303]. Verstanden werden können die Ansätze der Basalen Stimulation somit als eindeutige „Ja-Nein-Kommunikation" ohne Bildgebung[304] und setzen an den basalen Körpersignalen der betroffenen Menschen im Vollbild des Wachkomas an. Dadurch sind die Ansätze der basalen Wahrnehmungsfähigkeit als Gegenpol zu den Ansätzen der Bildgebung zu sehen und stellen das Individuum mitsamt seiner individuellen Signalwirkungen in den Mittelpunkt von Fragen zu möglichen Therapiezieländerungen, wodurch die betroffenen Menschen selbst aktiv an Entscheidungen über sie selbst beteiligt werden.

Gleichgerichteter Basis ist der Ansatz der Authentizität zu sehen. Hierbei steht die Forderung nach Respektierung des authentischen Willens des betroffenen Menschen anstatt autoritär-paternalistisch aufdrängendem Willen durch Dritte[305] im Mittelpunkt des Ansatzes, wobei eine ethische Begründung hierbei die moralische Eindeutigkeit herbeiführen soll, da diese durch die moderne Gesellschaft gefordert wird. Jedoch bilden nicht nur die Begründungen eine Grundlage, sondern auch die Motivwelt des betroffenen Menschen, was somit in etwa äquivalent zum mutmaßlichen Patientenwillen zu setzen ist, wobei in den Ansätzen des authentischen Willens aktuelle diskursfähige Willensbekundungen des betroffenen Menschen integriert werden und somit die gegenwärtige Situation zu vergangenen Bekundungen in Bezug gesetzt werden. „Nicht die spontane Willensäußerung ist Ausdruck individuellen Wollens, sondern nur diejenige, die sich auch im Diskurs bewährt, man könnte auch sagen: die qualifizierte Willensäußerung. Nur so kann die Idee entstehen, dass ein Mehr an Auseinandersetzung und Kommunikation auch ein Mehr an guten Entscheidungen produziert – auch wenn genau diese Situation das Entscheiden selbst fast unmöglich macht[306]." Somit erfolgt ein multidisziplinärer Diskurs über spontane Willensäußerungen der betroffenen Menschen, um daraus Entscheidungen herauszubilden. Dies könnte somit auch Bestandteil von Interventionen, wie die Bildung von Ethikkomitees oder –kommissionen sein[307] beziehungsweise in organisationsethischen Verfahren multidisziplinär und unter Hinzunahme des betroffenen Menschen und seiner Angehörigen reflektiert werden[308]. Insgesamt ist die Forderung nach einer authentischen Willensherausbildung als eine Rückbindung an das

---

[303] vgl. Bobbert 2011 S. 161
[304] vgl. Rödiger 2012, S. 160
[305] vgl. Breitsameter 2011, S. 9 f.
[306] Breitsameter 2011, S. 11
[307] vgl. Körtner 2012, S. 113
[308] vgl. Großklaus-Seidel 2002, S. 122

individualistische Wertesystem der betroffenen Menschen zu verstehen[309]. Hierbei zitiert Lara Huber in ihrem Exkurs zur „Autonomie als aktuale Fähigkeit", worin sie den Gedanken der Authentizität mit aufgreift, den Philosophen Charles Taylor wie folgt: „Als moralisches Ideal ließe sich die Authentizität etwa wie folgt skizzieren: Jedes Individuum besitzt demnach ein intuitives Gefühl für das, was es als Individuum – im Gegensatz etwa zu gesellschaftlicher Konformität – ausweist. Zum moralischen Ideal wird Authentizität im eigentlichen Sinne erst, wenn sich damit zugleich die Forderung verbindet, dass in der Realisierung eines individuellen Lebens stets die Individualität durchscheint, kurz, das „inhärente Selbst" zum Ausdruck gebracht werden müsse. Authentisches Leben ist insofern – vom moralischen Standpunkt aus – Anzeige einer besseren oder höheren Lebensweise[310]." Lara Huber bezeichnet Authentizität, in Anlehnung an den Philosophen und Sozialethiker Michael Quante, somit als „vorreflexives Selbstverhältnis" und bringt dies, hier der Ansatz zu den vorherigen Ergebnissen, in Verbindung mit der Fähigkeit zur Intuition von Mitentscheidern[311]. Die Theologin Christel Plenter, die sich in ihren Veröffentlichungen mit den pflegeethischen Aspekten der Wachkomapflege auseinandersetzt, bezeichnet die Authentizität als ein „in Einklang bringen" von Werten und Überzeugungen von einem Selbst mit denen von Menschen im Wachkoma, welche dadurch zur Autonomieausübung befähigt werden sollen, und integriert hierbei die Verantwortung bei der Beteiligung an ethischen Entscheidungsprozessen in Zusammenhang mit eventuellen Schuldgefühlen der partizipierenden Mitentscheider[312].

Um den Respekt des Autonomiebedürfnisses von Menschen im Wachkoma zu wahren, können Prinzipien, Kriterien und Normen auf sozialethischer Ebene Orientierungshilfen bieten; individualethisch sollte hierbei aber jede Entscheidung auch vor dem eigenen Gewissen vertretbar sein[313]. Hierbei wird wiederum der Bezug hergestellt, wie medizinische und moralische Annahmen sowie Mutmaßungen Entscheidungsprozesse beeinflussen und somit in eine bestimmte Richtung führen[314]. Jedoch stellt das Authentizitätskonzept den Lebensschutz und die Menschenwürde als prinzipielle Grundlage dialogischer Austausche in den Mittelpunkt und weniger die Verantwortung der einzelnen partizipierenden Mitglieder. Die sich ergebenden Lösungen sollen nicht nur kasuistisch ausgelegt werden, sondern reichen

---

[309] vgl. Huber 2011, S. 84
[310] zit. n. Huber 2011, S. 85
[311] ebenda, S. 86 f.
[312] vgl. Ambrosy, Löser 2006, S. 87
[313] vgl. Plenter 2001, S. 87
[314] vgl. Kuehlmeyer, Borasio, Jox 2013, S. 332 ff.

von der Möglichkeit einer menschenwürdigen Lebensgestaltung bis zur vollen Rehabilitation wie auch dem Anstreben eines menschenwürdigen Sterbens[315], wobei ergänzt werden muss, dass hierbei wieder die medizinethischen Prinzipien nach Beauchamp und Childress ins Spiel gebracht werden[316], was die Anwendbarkeit des Ansatzes auf betroffene Menschen im Wachkoma wieder etwas minimiert. Jedoch kann der Ansatz der Authentizitätsherausbildung, womöglich gar in Kombination mit basalen Wahrnehmungsfähigkeitskonzepten, als eine Möglichkeit bezeichnet werden, um Menschen im Vollbild des Wachkomas entsprechend ihrer vorhandenen Ressourcen an Fragen ethischer Entscheidungsfindungsprozesse im Hinblick auf eine mögliche Abänderung des Therapieziels aktiv teilhaben zu lassen.

Weitere Ansätze rücken die Einschätzung der Lebensqualität in den Blick ihrer Erkenntnisse. Hierbei geht es um die Bedürfnisse nach Lebensqualität des Wachkoma-Betroffenen, welche professionelle und erworbene Kompetenz im Sinne von Empathie-fähigkeit und Intuition erfordert, wobei jedoch der Ansatz der subjektiv verorteten Lebensqualität als äußerst schwierig anzusehen ist[317] [318] [319] [320], mit den Mitteln des körpernahen Dialogs nach Zieger jedoch erfahrbar gemacht werden könnte[321].

Sabine Schäper führt hierbei wiederum die gesellschaftliche Sichtweise auf das Phänomen Wachkoma an und spricht im Rahmen einer herbeizuführenden Lebensqualität davon, dass es „noch weniger möglich ist, einer ganzen Gruppe von Menschen („die Behinderten, die Wachkomapatienten") ein bestimmtes Maß an Wohlergehen zuzuschreiben oder abzusprechen. Jede kollektive Zuschreibung von vorhandenem oder nicht vorhandenem Wohlergehen, von – quantitativ – mehr oder weniger Lebensqualität an eine Gruppe aufgrund irgendeines gemeinsamen Merkmals ist immer falsch und führt zu fatalen Folgen, wie die Geschichte der Euthanasieverbrechen lehrt. Das bedeutet im Blick auf Menschen im Wachkoma – wie übrigens auch auf Menschen mit schwersten Behinderungen: Ihre Autonomie könnte doch darin bestehen, ihre Einflussmöglichkeiten auf ihre Lebensqualität zu stärken in der Weise, in der sie sie für sich definieren, oder – sehr reduziert – immerhin darauf Einfluss zu nehmen, wie ich selbst mein Wohlergehen einschätze, ob und inwieweit ich für mich Wohlbefinden

---

[315] vgl. Huber 2011, S. 105
[316] ebenda, S. 106 ff.
[317] vgl. Geremek 2009, S. 169 ff.
[318] vgl. Ludwig 2010, S. 60
[319] vgl. Schäper 2006, S. 6
[320] vgl. Gerhard 2011, S. 75 ff.
[321] vgl. Ciarrettino 2011, S. 50

empfinde[322]." Somit führt Schäper die herbeizuführende Lebensqualität zurück auf gesamtgesellschaftliche Betrachtungsweisen, knüpft diese jedoch wiederum an das betroffene Individuum und sieht Lebensqualität als Möglichkeit der Autonomieherausbildung. Sie bindet das Konzept der Lebensqualität an die Indikatoren des Lebensqualitätsmodells nach Felce und Perry, welche physisches, soziales, materielles, aktivitätsbezogenes und emotionales Wohlbefinden anhand objektiver Einschätzungen der Lebensbedingungen und subjektiver Einschätzungen der persönlichen Zufriedenheit und den persönlichen Werten des betroffenen Individuums bewerten und die Lebensqualität somit versuchen zu messen[323]. So gesehen bietet der Bereich der Lebensqualität, gesehen als mögliche Autonomieäußerung, anfängliche Ansätze, diese in einem Konzept zur Autonomieherausbildung bei Menschen im Wachkoma aufzugreifen, reicht jedoch bei weitem nicht als alleinstehendes Konzept aus, um den betroffenen Menschen aktiv an seiner Autonomiedarstellung zu beteiligen.

Weitere Ansätze zur Beteiligung betroffener bewusstseinseingeschränkter Menschen, welche jedoch nur in vereinzelten Konzepten aufgegriffen werden, sind das Konzept Spiritual Care, verstanden als Intervention, um ambivalente Gefühle und Signale zu verbalisieren unter Hinzunahme eines Theologen bei inter- und multidisziplinären Diskursen[324] und die Integration von Angehörigen. Gerade der Bereich der Angehörigen wird im Bereich der Wachkomaforschung vielseitig aufgegriffen, jedoch verwundert es, dass diese als partizipierende Subjekte bei Fragen ethischer Entscheidungsfindungs-prozesse nur im rechtlichen Rahmen, demnach beim mutmaßlichen Willen oder stellvertretenden Entscheidungen, oder als Teilhabende im Bereich der Rehabilitation genannt werden[325] [326] [327] und nicht aktiv hinzugezogen werden, um mittels eines dialogischen Beziehungsaufbaus und der Beurteilung basaler Willensbekundungen ethische Entscheidungsfindungsprozesse zu begleiten und eventuell gar zielgerichtet und deutungsfrei zu untermauern. Zwar werden die Angehörigen und deren Integration in den Krankheitsverlauf immer wieder gefordert und aufgegriffen, jedoch gestaltet sich deren Integration im Bereich der Entscheidungsfindung als äußerst defizitär, was mutmaßlich nur damit in Verbindung gebracht werden kann, dass diese durch emotionalbelastete Entscheidungsfindungsprozesse zusätzlich in ihrer Betroffenheit belastet würden.

---

[322] vgl. Schäper 2006, S. 7
[323] ebenda, S. 9 ff.
[324] vgl. Lorenzl, Roser, Werner 2012, S. 140
[325] vgl. Horn 2010, S. 222 ff.
[326] vgl. Horn 2008, S. 86 ff.
[327] vgl. Bienstein, Hannich 2001, S. 65

Lediglich der Theologe Thomas Kammerer benennt die Angehörigen hinsichtlich der Ressource, die diese bieten, gerade bei Fragen ethischer Entscheidungsfindung und nutzt hierbei den weltweit entstehenden Begriff „End-of-Life-Family-Conferences[328]".

Insgesamt zeigt sich, dass das Ethos der Fürsorge als pflegerische Grundhaltung und rechtfertigendes Prinzip für die alltägliche Arbeit zum Wohl des Patienten als oberste Priorität[329] anzusiedeln ist und als Basis eines herauszubildenden Konzeptes bezeichnet werden muss.

Für den Bereich der modernen Wachkomaforschung zusammenfassend, bevor dies in Kapitel 3.4 allgemeinzusammenfassend vorgenommen wird, möchte ich einige Aussagen des schon benannten Theologen Thomas Kammerer anfügen, da dieser in seinem Exkurs zur theologischen Sicht des Wachkomas oben genannte Ansätze kritisch bewertet und somit weitere, darauf aufzubauende, Ansätze bietet. Er spricht beim Dilemma im Umgang mit Menschen im Wachkoma vor dem Hintergrund von Fragen am Lebensende, beziehungsweise im Zusammenhang mit Therapiezieländerungen, von einem „Gestalten und Entfalten von Leben, das sich in jedem Moment auf neue Weise vollzieht und das Sterben anerkennt und einbezieht[330]" im Gegensatz zum „Leben um jeden Preis[331]." In Bezug auf die herbeizuführende Lebensqualität spricht er von der Bemessung des Lebenswerts eines vermeintlich leidenden Menschen nur aus ihm selbst heraus und im Augenblick seiner Gegenwart bei bewusster Ablehnung phantasiebelasteter oder angstbesetzter Prognosen[332]. Weiterhin fordert er in, aus der kritischen Durchleuchtung des Phänomens, herausgearbeiteten Thesen, dass den betroffenen Menschen die Möglichkeit gegeben werden muss, „ihre eigene Entscheidung im Hinblick auf Leben oder Tod zu treffen (…). Dabei darf man von Wachkoma-Patienten nicht eine punktuelle und eindeutige kognitive Entscheidung erwarten, die sein Ja oder Nein zum Leben oder Sterben widerspiegelt. Hierzu dürfen auch neue Kommunikationswege mittels technischer Verfahren (…) nicht missbraucht werden. Vielmehr sollten die Patienten darin unterstützt werden, ihrem Lebensprozess in Freiheit zu folgen, indem man diese Wege nutzt, in eine umfassende Kommunikation mit ihm einzutreten. Lebensäußerungen von Patienten im Sinne von kleinen, für sich genommen unspezifischen Zeichen sowie vitalen Symptomen ihres Körpers müssen als Mitteilungen verstanden werden, welche Hinweise auf den Weg

---

[328] Kammerer 2011, S. 154
[329] vgl. Großklaus-Seidel 2002, S. 141 f.
[330] Kammerer 2011, S. 149
[331] ebenda
[332] Kammerer 2011, S. 150

(den aktuellen Lebensprozess) dieses Menschen sein können. Wir müssen lernen, die individuelle *Sprache* des Patienten zu verstehen[333]." Gerade der letzte Satz seiner Thesen reflektiert auf einfachste Weise den Ansatz, welcher allen Bemühungen der unterschiedlichen Forschungsrichtungen in ihrem Ansinnen zugrundeliegen und beschreibt zugleich die Schwierigkeiten, denen man sich diesbezüglich gegenüber sieht.

3.3 Die feministische Ethik als mögliche angewandte Ethik im Bereich der Wachkomapflege

Neben den individuumsbezogenen Ansätzen[334], die in der zugrundeliegenden Recherche bezogen auf die Forschungsfrage als Ergebnisse angeführt werden, bildet der Ansatz der feministischen Ethik eine Möglichkeit, die Ansätze auf Individuumsebene zu verorten und bildet somit die Basis möglicher darauf aufbauender Konzepte. Somit ist die feministische Ethik als Rahmung individuumsbezogener Ansätze zu verstehen. Auf Grund dessen möchte ich folgend diese ethische Richtung detaillierter beleuchten und sehe die Grundsätze dieser als eine Möglichkeit an, eine Partizipation von betroffenen neurologisch-erkrankten Menschen hinsichtlich der ethischen Entscheidungsfindung im Hinblick auf eine eventuelle Therapieziel-änderung herbeizuführen, beziehungsweise diese anhand dieser Ansätze zu begründen.

Der Bereich der feministischen Ethik, in vielen Veröffentlichungen auch als Care-Ethik oder Fürsorge-Ethik[335] [336] bezeichnet, ist, meines Erachtens nach, eng an die Pflegeethik, wie bereits in Kapitel 2.2.1 dargestellt, angelehnt und somit im Bereich der angewandten Ethik verwurzelt[337]. Sie bietet, unter anderem, die Basis als berufsbezogene Profession im Bereich der neurologischen Phase F verortet zu werden, beziehungsweise liefert Ansätze, in der stationären Langzeitpflege von Wachkomapatienten als Grundlagenhaltung verankert zu werden. Gerade als individualistischer Ansatz zwischen einer neurowissenschaftlichen und bioethischen Betrachtungsweise bietet das Konzept der feministischen Ethik Konzeptgrundla-gen für techniklosgelöste Beziehungsangebote. Der Bereich der Neuroethik mit seiner Leitfrage, welche Auswirkungen die Erkenntnisse modernster Neurowissenschaften unsere Ansichten bezüglich der Freiheit beziehungsweise Determiniertheit menschlichen Verhaltens

---

[333] ebenda, S. 154
[334] explizit wird auch der neurowissenschaftliche Ansatz der Bildgebung meinerseits als zumindest individuums-bezogen angesehen, da der ursprüngliche Ansatz auf Basis des Individuums ufert
[335] vgl. Höffe 2008, S. 90
[336] auf Grund dessen werden im Folgenden die Begriffe auch synonym verwendet
[337] vgl. Lutz-Bachmann 2013, S. 18

und auf unsere Vorstellungen von Selbstbestimmung und Autonomie haben[338], thematisiert insbesondere die apparative Anwendung technischer Innovationen und adaptiert diese auf den Bereich des Bewusstseins mitsamt der sich, in dieser Diskussion, ergebenden Autonomie.

Die Bioethik setzt auch an diesem Punkt an und reflektiert die moralische Betrachtung rasanter wissenschaftlicher Erkenntnisse durch den technischen Fortschritt und geht der Frage nach einem verantwortlichen Umgang des Menschen mit seinen neuen Möglichkeiten nach[339], wobei die Frage nach einer „neuen Ethik[340]" aufkommt, was in der Darstellung der Bioethik-Konvention durch Guido Sprügel mit den Worten „Die Geister, die ich rief…" im Sinne der Berechtigung medizinisch-biologischer Ideologien durch neue-technisierte Ansätze innerhalb dieses Ethikbereichs umschrieben wird[341]. Gerade die Ansätze der feministischen Care-Ethik könnten hier Lösungsmöglichkeiten anbieten, die insbesondere eine Abkehr technisierter Möglichkeiten und eine Rückbesinnung auf intuitiv-empathische Interventionen bewirken könnten. Im Bereich der palliativen und neuro-palliativen Pflege wird hierbei von einer Ethik als Schutzbereich gesprochen[342] [343], was in eine ähnliche Richtung wie der des Care-Ansatzes führt. Folgend möchte ich einige definitorische Erläuterungen der feministischen Care-Ethik anführen, welche auch Ansätze zur Konzeptentwicklung partizipativer Entscheidungsprozesse liefern und Kompetenzen Pflegender aufzeigen, um im Bereich der neurologischen Wachko-mapflege individualethische Argumente und Ansätze zu integrieren und diese zu rechtfertigen.

Die feministische Ethik wird per Definition folgendermaßen umschrieben. Sie bestreitet die Möglichkeit einer geschlechtsneutralen ethischen Theorie und damit auch einer unparteilich-objektiven ethischen Praxis. Ausgehend von der Vernachlässigung der Geschlechterdifferenz kritisiert sie den Universalitätsanspruch der modernen Ethik, wodurch eine spezifische weibliche Betrachtungsweise mitsamt ihrer spezifischen Charakteristik unterschlagen wird. Hier setzt die feministische Care-Ethik an und formuliert Ansätze anwendungsbezogener Genese aus der weiblichen Perspektive durch die Einbindung moralischer Phänomene in bestimmte Lebenskontexte. Die, der feministischen Betrachtung zugrundeliegenden, Charakteristika wie Anteilnahme, Wohlwollen und Fürsorglichkeit werden im Bereich der Care-Ethik der männlichen Perspektive der Gerechtigkeit, Unparteilichkeit,

---

[338] vgl. Hildt 2012, S. 17
[339] vgl. Prüfer, Stollorz 2003, S. 6
[340] ebenda, S.66
[341] vgl. Sprügel 1999, S. 51 ff.
[342] vgl. Gerhard 2011, S. 230 ff.
[343] vgl. Kostrzewa, Gerhard 2010, S. 205

Verallgemeinerung und Wechselseitigkeit gegenübergestellt und als spezifische „weibliche Moral" begründet, welche unter anderem auch die einschlägigen empirischen Untersuchungen in methodischer Hinsicht kritisiert und eine Verallgemeinbarkeit ablehnt[344]. „In Anlehnung an die Fürsorgeethik stellen verschiedene Ansätze aus der feministischen Ethik die Mutter-Kind-Beziehung als Paradigma einer nicht-reduktiven ethischen Beziehung dar; für eine weibliche Moral charakteristisch sei hier die Nichtverallgemeinbarkeit sowie die Asymmetrie (und damit die Nicht-Reziproziät) des moralischen Anspruchs. Unterschiedlich bewertet wird in der feministischen Ethik das Gewicht der neuzeitlichen Aufklärung sowie ihres Vernunft- und Autonomieideals: Teils gilt sie als Ausdruck einseitig-männlichen Denkens, teils als eine vorbereitende Grundlage weiblicher Selbständigkeit[345]." Somit zeigt sich per Definition, dass eine aus dem weiblichen Blickwinkel heraus konzipierte Ethik die Charakteristika weiblicher Tugenden als Postulat anführt, was als stark individuumsbezogener Ansatz bezeichnet werden muss und somit altbekannte Forschungs- und Ethiktraditionen in einem neuen Blickwinkel erscheinen. Hierbei zeigt sich auch die handhabbare Anwendung auf das Phänomen des Wachkoma und bestärkt Bestrebungen, betroffene Menschen aktiv partizipieren zu lassen und dadurch auch, dass keine Entscheidung über diese Menschen mittels moralisch-wissenschaftlicher Begründungen gefällt werden. In diesem Zusammenhang argumentieren auch weitere definitorische Ansätze und führen den Prozess der Globalisierung an, der es notwendig macht, dass sich eine angewandte Ethik, wie die feministische, „formal und material als ethische Reflexion und Deliberation im Hinblick auf spezifische Teilbereiche unseres Handelns organisiert[346]." Somit führt, unter anderen, die zunehmende Technisierung zur, wie bereits benannten, Rückbesinnung auf basale Ebenen der Wahrnehmungsfähigkeit.

In ihren Anfängen wurde der Bereich der feministischen Ethik zwar noch als zu programma-tisch bezeichnet und keine nachhaltige Prognose dieser Richtung vorausgesagt[347], jedoch zeigen die Beleuchtungen dieser in der Anfangszeit der Entstehung, welche Möglichkeiten in ihr steckt. So wird das Verhältnis einer primär sorgenden zu einer primär um Gerechtigkeit bemühten Einstellung in Debatten angeführt, anhand derer deutlich wird, dass eine klare Grenzziehung zu Beginn eines Klärungsprozesses stark hinderlich ist. Zwar führe die restriktive Definition einer Ethik zu Sicherheit, was jedoch zu partieller Blindheit führe und

---

[344] vgl. Höffe 2008, S. 78
[345] ebenda
[346] Lutz-Bachmann 2013, S. 200
[347] vgl. Hastedt, Martens1994, S. 12

das Individuum somit in seiner Einzigartigkeit und Eigenart einenge. Somit wird die feministische Ethik bereits in ihren Anfängen als Chance gesehen, eine mögliche Einseitigkeit der männlich geprägten Ethiktraditionen zu überwinden[348]. In diesem Zusammenhang wird auch von einer „Überwindung des Konventionellen und der Befangenheit im Persönlichen und Gefühlsmäßigen als Ziel der feministischen Ethik statt Wahrnehmungsunfähigkeit und kalter Berechnung, weder in eigenen noch in fremden Gefühlen[349]" gesprochen. Somit soll eine feministische Ethik dadurch geprägt sein, nicht per postkonventionell reduktionistischer Sichtweise Grenzen zu ziehen, sondern per Forderung zur Öffnung und Überwindung eigener und gesellschaftskonformer einengender Sichtweisen im Sinne einer liberalen Toleranzbildung führen und eine Rationalität durch Abstraktion, Weglassen oder Ausgrenzen dadurch vermeiden. Die Chance der feministischen Ethik liegt somit in der Integration des Persönlichen und Gefühlsmäßigen in Bezug auf die eigene Gruppe und des Fremden, welches als „neu wahrgenommene Bedürftigkeit in den Blick tritt[350]." Man sieht somit schon in den Entstehungsanfängen, dass dieser neuartige Bereich der angewandten Ethik als Chance verstanden werden muss und, dass anfängliche Bedenken hinsichtlich der nachhaltigen Ausrichtung durch die bis heute anhaltende Anwendung der zugrundeliegenden Ansätze der feministischen Care-Ethik nicht erfüllt wurden, auch wenn diese Form der Ethik weniger namentlich aufgeführt wird, jedoch die Ansätze eindeutig in moralischen Betrachtungen auftauchen[351]. So tauchen vornehmlich die Begriffe der „Fürsorge um die Selbstbestimmungsfähigkeit des Leidenden und Fürsorge durch die Kommunikation mit dem Patienten[352]" oder die „Praxis der Achtsamkeit[353]" in neuzeitlichen Veröffentlichungen auf, welche jedoch auf die Ansätze feministischer Ethik zurückzuführen sind.

Die Ansätze der feministischen Care-Ethik finden sich in den Bereichen der achtsamen Zuwendung auf das Individuum in seiner Einzigartigkeit und der Empathiefähigkeit[354] des umsorgenden Menschen, wodurch eine Selbstbestimmung ermöglicht, beziehungsweise herbeigeführt werden soll. Sandra Schlaps spricht in ihrer Bachelor-Thesis „Innehalten im System Krankenhaus – Zur Kultur der Achtsamkeit in der Pflegepraxis" in Anlehnung an

---

[348] vgl. Schneider 1994, S. 16 ff.
[349] ebenda, S. 45
[350] ebenda
[351] siehe hierzu auch die Kritikpunkte an der bildgebenden Autonomie, welche Elemente der feministischen Ethik enthalten
[352] Jox 2013, S. 132
[353] Pfabigan 2011, S. 231 in Anlehnung an Conradis Konzept der Achtsamkeit
[354] ebenda

Heller und Eggenberger, die sich mit der Hospizkultur auseinandersetzen, von der Etablierung einer Haltung, welche eine „Auseinandersetzung mit der eigenen Person voraussetzt und von der Kommunikation unter den Beteiligten lebt und den Patienten dabei zentral in den Mittelpunkt stellt[355]", was Annett Horn auch in den Wachkomabereich adaptiert und daran appelliert, den betroffenen Menschen in den Mittelpunkt jeglicher Interventionen und ethischer Entscheidungsfindungsprozesse zu rücken[356].

Ulrich H. J. Körtner sieht die Care-Ethik als „dezidiert antipaternalistisch, egalitär-professionsorientiert und antimedizinisch[357]" mit dem Ansatz der Überführung von Asymmetrien in Symmetrien durch die Befähigung des betroffenen Individuums zur Compliance im Sinne der Selbstbestimmung. Jedoch führt er hierbei auch Bedenken an, ob das Modell ohne Weiteres auf den Bereich der Pflege übertragen werden kann, da gerade der Bereich der Pflege durch die emotional gefärbte Zuwendung und Empathie als nicht wertneutral im Zugang auf den betroffenen Menschen zu bezeichnen ist und somit auch etwaige Entscheidungen, welche seitens des Individuums selbstbestimmt getroffen werden sollen, mitprägt und in eine Richtung lenkt. Hieraus entwickelt er den Anspruch an die Umsorgenden, eine „Fähigkeit zur ethisch begründeten Selbstbegrenzung in der Fürsorge[358]" zu entwickeln, wodurch etwaige Bedenken seinerseits zerstreut werden können.

Marion Großklaus-Seidel spricht hierbei, in Anlehnung an Verena Tschudin, vom Ethos der Fürsorge als rechtfertigendes Prinzip, wobei sich Professionelle und Betroffene gleichberechtigt gegenüberstehen und sich daraus ein Recht auf gegenseitige Anerkennung von Bedürfnissen ergibt. Als pflegerische Grundvoraussetzung führt sie Selbsterkenntnis und Einfühlungsvermögen, eine realistische Einschätzung der eigenen und der anderen Wertvorstellungen und die Bereitschaft, den betroffenen Individuen zu eigenen Entscheidungen zu verhelfen, an[359].

Monika Bobbert definiert den Bereich der Care-Ethik als Strebensethik und sinnvolle Ergänzung zur moralisch-normativen Ethik durch die Nähe zu tugendethischen Ansätzen und sieht die Rolle der Pflegenden darin, den betroffenen Menschen dabei zu helfen, einen authentischen Willen und authentische Entscheidungen unter Integration empathischer und

---

[355] Schlaps 2013, S. 14
[356] vgl. Horn 2008, S. 86 ff.
[357] Körtner 2012, S. 81
[358] ebenda, S. 83
[359] vgl. Großklaus-Seidel 2002, S. 142

partizipativer Grundsätze herbeizuführen, wobei der betroffene Mensch als soziales Wesen angesehen wird und seine soziale Umwelt somit integriert werden muss[360].

Settimio Monteverde sieht die Care-Ethik als eine Reaktion auf ein Ethikparadigma, welches als vernunftorientiert zu beschreiben ist und den Autonomiegedanken falschgerichtet marginalisiert, indem Beziehungsdimensionen und Gender-Perspektive ausgeblendet werden. Durch die Hervorhebung des Beziehungsaspektes wird die feministische Ethik als Gegenpol einer reduktionistisch-starren Orientierung an ethischen Prinzipien angesehen. Die Gender-Perspektive führt zu Hierarchie- und Autoritätskonflikten und damit auch zu Handlungsunsicherheiten, welche durch den Bereich der feministischen Ethik aufgehoben werden können[361].

Abschließend der definitorischen Darstellung möchte ich Elisabeth Conradis Ansätze, welche sie in ihrer Dissertation zur Care-Ethik und der Ethik der Achtsamkeit anführt, beleuchten, welche auf den Ausführungen der Bachelor-Thesis Sandra Schlaps´ beruhen. Schlaps stellt in ihren Ausführungen, ausgehend von der historischen Prägung des pflegerischen Berufsbildes mit seinen weiblichen Tugenden Liebe, Geduld, Selbstlosigkeit, Demut, Entsagung und Zuwendung[362], das Konzept der Achtsamkeit nach Conradi dar und verortet dies als anzuwendende Konzeptgrundlage im System Krankenhaus. Elisabeth Conradi sieht im gegenwärtigen gesellschaftlichen Diskurs einen Überhang einer vom Verstand, als cerebrale Leistungsfähigkeit definiert, geprägten Argumentation statt gefühlsbezogener Argumentationsgänge im Sinne von mitmenschlicher Zuwendung. Die feministische Care-Ethik könnte hier als Alternative in ethischen Ansätzen entgegengesetzt werden. Für Conradi umfasst das Care-Konzept, welches sie als Praxis der Achtsamkeit und Bezogenheit darstellt, neben kleinen Gesten der Aufmerksamkeit ebenso die pflegerisch umsorgende menschliche Interaktion sowie kollektive Aktivitäten und findet somit seinen Ursprung im „Kleinen" und hat Auswirkungen bis auf kollektiv-gesellschaftliche Ebenen. Obwohl eine Wechselseitigkeit der diesbezüglichen Interaktionen unverzichtbar ist, kann die Initiative von einer Person aus gehen und es entsteht spätestens im Prozess der Zuwendung die gemeinsame Praxis „Care". Das Ziel der feministischen Ethik könnte eine Bestärkung und Ermächtigung der an Care-Interaktionen beteiligten Menschen sein, sowie der Versuch, innerhalb der Interaktion eine Balance der Macht zu erreichen. Der Kern helfend umsorgender Tätigkeiten ist gerade im Verhältnis der Beteiligten zueinander und nicht in der „Fähigkeit" eines Individuums zu

---

[360] vgl. Bobbert 2002, S. 89 ff.
[361] Monteverde 2012, S. 30 ff.
[362] vgl. Schlaps 2013, S. 5

sehen. Nach Conradi geht es im Care-Konzept um die Achtung des Menschen, dessen Autonomie als verschieden eingeschätzt wird, wodurch eine Basis der Verortung im Bereich der stationären neurologischen Langzeitpflege gegeben wird. Zusätzlich bildet die Grundlage, dass ein größeres Maß an Autonomie keine Voraussetzung, sondern das Ergebnis von Care-Interaktionen ist und das Schenken von Aufmerksamkeit keiner Verpflichtung zur Gegengabe unterliegt, zusätzliche Berechtigungen zur dortigen Anwendung. Insbesondere die Verortung auf nonverbaler Ebene, mit der Begründung, dass „Care" mit körperlicher Berührung zu tun hat und die Bereiche Fühlen, Denken und Handeln umfasst, verbindet das Konzept mit basaler Wahrnehmungsfähigkeit, was als essentiell in der Pflege neurologisch erkrankter Menschen anzusehen ist. Zudem fordert Conradi in ihren Ausführungen die Veränderung institutioneller Bedingungen und den Ansatz des Care-Konzeptes auf Organisationsebene, wodurch die Adaption auf die stationäre Langzeitpflege zur Anwendung kommen kann.

Insgesamt betrachtet zeigt sich, dass die feministische Ethik geeignet wäre, um ethischen Grundanliegen im pflegerischen Setting Ausdruck zu verleihen, da sie, unter anderem, vom Entscheidungsparadigma andersgerichteter ethischer Richtungen abrückt und das Individuum in den Mittelpunkt derartiger Bemühungen rückt[363]. Schlaps adaptiert die Ansätze nach Conradi ins Setting Krankenhaus mittels Ebenen einer achtsamen Kulturentwicklung auf intrapersonaler, interpersonaler (hier insbesondere auch durch nonverbale Anteile), struktureller, organisationaler und gesellschaftlicher Ebene sowie durch die Interventionen der Entwicklung und Erhaltung von Stabilitätsankern, Organisation von Perspektivenvielfalt, Entwicklung einer konstruktiven Konfliktkultur, Förderung nachhaltiger Arbeitsqualität, Ermöglichung eines experimentellen Ankers und der Stärkung der mittleren Führungskräfte, welches sie an die Erkenntnisse von Becke et al. der „organisationalen Achtsamkeit" anlehnt[364]. Zusammenfassend bezeichnet sie „den Ansatz der achtsamkeitsbasierten Pflege als wichtigen Bestandteil einer umfassenden Versorgung (…). Es fördert die innere und äußere Wahrnehmung und schafft die Grundlage eines präsenten Daseins[365]."

Es zeigt sich somit zusammenfassend betrachtet, dass der Ansatz der feministischen Care-Ethik explizit auf der Ebene der Pflegeethik zu verorten ist, da insbesondere die Frage im Mittelpunkt der Betrachtung steht, wie Lösungsansätze als „mittlere" moralische Grundsätze gefunden und begründet werden können, um einen erweiterten Handlungsspielraum gegen-

---

[363] vgl. Schlaps 2013, S. 33 ff.
[364] ebenda, S. 55
[365] Schlaps 2013, S. 58

wärtiger Bedarfslagen, und somit auch im Bereich der ethischen Entscheidungsfindung als patizipativer Berater, zu erlangen. Neben dieser Begründungsansätze für prägnante Fragen pflegeethischer Belange, bietet der Ansatz der Care-Ethik insbesondere individuumsbezogene Möglichkeiten, um einen Zugang zu Menschen mit neurologischen Erkrankungen im Vollbild des Wachkomas zu erreichen und versucht, mittels der Rückbindung an basale Wahrnehmungsfähigkeiten und somit der Abkehr einengender postkonventioneller Ansätze neue Zugangsformen in der Betrachtungsweise individualethischer Problemlagen zu generieren. Somit bietet die feministische Ethik eine breite Grundlage zur Verortung von Konzepten, die eine partizipative ethische Entscheidungsfindung hinsichtlich Therapiezieländerungen bei Menschen im Wachkoma herbeiführen können und bildet, unter anderem, einen Gegenpart zu den Ansätzen philosophischer Betrachtungen des Wachkomas und neurowissenschaftlicher Zugangswege.

3.4 Bewertung und kritische Würdigung der Ergebnisse vor dem Hintergrund der theoretischen Fundierung und der Forschungsfrage

Im vorliegenden Kapitel möchte ich die Ergebnisse vor dem Hintergrund der zugrundeliegenden Fragestellung bewertend darstellen und kritisch beleuchten. Insbesondere die pflegepraktische und –wissenschaftliche Anwendbarkeit hinsichtlich des Krankheitsbildes Wachkoma im stationären Setting der neurologischen Phase F steht hierbei im Zentrum der Darstellung, wobei der Bereich der aktiven Partizipation der betroffenen Menschen bei Fragen ethischer Entscheidungsfindung hinsichtlich einer eventuellen Therapiezieländerung ebenso aufgegriffen wird.

Die aufgezeigten Ergebnisse können zusammenfassend, beginnend in der Einzelbetrachtung der neurowissenschaftlichen Erkenntnisse und mittels des Aufzeigens der feministischen Care-Ethik kombinierend zusammengefasst, folgendermaßen bewertet werden. Ausgehend von der Grundannahme, dass betroffenen Menschen im Wachkoma Autonomie zugesprochen wird, ohne dass dies an moralischen Pflichten festgemacht wird, gelingt der Ansatz, sie aktiv an ethischen Entscheidungsfindungsprozessen partizipieren zu lassen.

Die Ergebnisse der modernen Wachkomaforschung erstrecken sich insbesondere auf den Bereich der Neuroethik in Verbindung mit den Erkenntnissen der Neurowissenschaft, wobei jedoch der Bereich der basalen Wahrnehmungsfähigkeit ein praktisch anzuwendendes Gegengewicht anbietet. Gerade die Erkenntnisse und Studienlage hinsichtlich bildgebender

Verfahren sind, insbesondere im Hinblick auf eine praktische Verortung im Bereich der stationären Langzeitpflege, als unanwendbar zu bezeichnen und dienen, meines Erachtens nach, auch lediglich des Nachweises einer unspezifischen Art messbarer Ausschläge, die mit vorhandenem Bewusstsein gleichgesetzt werden. Neben ökonomischer Faktoren und der medizinisch-interpretierenden Sichtweise muss hier auch angemerkt werden, dass eine Autonomieherausbildung mittels Bildgebung als nicht individuumsbezogen bezeichnet werden muss, wodurch, unter anderem, auch eigentlich basal-wahrnehmbare Ausdrucksmöglichkeiten übergangen und übersehen werden können. Zudem ist es in der Praxis nicht möglich, bei jeglichen Fragen hinsichtlich ethischer Belange die Bildgebung zu integrieren, wodurch eine praktische Anwendung unmöglich wird. Dies stützt sich durch weitere untersuchende Studien dadurch, dass berichtete Fälle durch methodische und statistische Schwächen als verallgemeinerbar abgelehnt werden müssen und somit einer Anwendung auf breiter Basis eine Absage erteilt werden muss. Somit sollten bildgebende Verfahren, wenn überhaupt, nur als letztmögliche Intervention eingesetzt werden. Neben dieser Denkrichtung der modernen Wachkomaforschung, erfolgte eine Rückbesinnung auf Antonio Damásios Ansätze der Ganzheitlichkeit mitsamt der Betonung der basalen Wahrnehmungsfähigkeit. Hierbei zeigt sich, in der Zusammenfassung der Erkenntnisse nach Schäper, Schramme, Zieger, Pfabigan, Riehl, Bienstein und Bobbert, dass ein gewisser Kommunikationsaufbau auf basaler Ebene im Sinne eines körpernahen Dialogs und mit den Mitteln der Basalen Stimulation, Empathiefähigkeit und Intuition, basierend auf Authentizität, unter Integration der Bezugspartner als erfolgversprechend bezeichnet werden kann. Auch die Erkenntnisse nach Plenter und insbesondere der Ansatz Hubers der „Autonomie als aktualer Fähigkeit" stützen diese Erkenntnisse und fordern eine im Dialog durchzuführende Fokussierung der eigentlichen Betroffenenwünsche. Zur weiteren Beurteilung etwaiger Bewertungen rückt durch Schäper das Konzept der Lebensqualität in den Mittelpunkt der Bewertung, welches durch die Bindung an die Indikatoren des Lebensqualitätsmodells nach Felce und Perry praktisch anwendbar gemacht wird. Somit bieten die genannten Ansätze anwendbare Kriterien zur Eruierung eines aktuellen Betroffenenwillens, wobei die Konzepte des Spiritual Care, der Angehörigenintegration und die Bildung von Ethikkommissionen zusätzliche Ansatzmöglichkeiten bieten. Insgesamt bieten die Konzepte, welche auf basalen Wahrnehmungsfähigkeiten beruhen, allesamt Möglichkeiten, diese auf Ebene der stationären Langzeitpflege neurologisch schwerst betroffener Menschen im Wachkoma zu verorten, was in vielen Fällen auch bereits zur Anwendung kommt. Allerdings zeigt sich, dass die meisten Fälle klinischer Anwendung auf den Bereich der Rehabilitation adaptiert werden und weniger im Sinne einer möglichen partizipativen Entscheidungsfindung mitsamt des betroffenen Menschen im Sinne einer möglichen Therapiezieländerung genutzt werden, obwohl sie, meines Erachtens nach, hierfür breite Einsatz- und Ansatzmöglichkeiten bieten.

Zur Adaption auf den Bereich der ethischen Entscheidungsfindung im Setting der neurologischen Langzeitpflege empfiehlt sich die Verortung der gesamten Argumentation auf Basis der feministischen Care-Ethik, da diese eine zu enge und starre Verallgemeinerung ethischer Betrachtungsweisen durch die Auflösung postkonventioneller Sichtweisen vorantreibt und dadurch den Blick auf das Individuum zurücklenkt. Dadurch und mittels der Rückbindung an basale Wahrnehmungsfähigkeiten, und somit auch in Kombination zu den vorangestellten Ergebnissen, können diese Erkenntnisse auf individualethischer Ebene exploriert werden ohne auf überstülpende wissenschaftliche Postulate zurückgreifen zu müssen. Somit bietet die feministische Ethik Ansatzmöglichkeiten, um etwaige Konzepte partizipativer Entscheidungsfindung hinsichtlich einer möglichen Therapiezieländerung bei Menschen im Wachkoma, die sich im Bereich der modernen Wachkomaforschung explorieren und auf philosophischer Ebene begründen lassen, zu verankern.

Insgesamt betrachtet zeigt sich somit, dass die aufgezeigten Ergebnisse in ihrer solitären Betrachtung noch als unzureichend und die Erkenntnisse schwer auf den Bereich der stationären Langzeitpflege der neurologischen Phase F adaptierbar bezeichnet werden müssen. Die Ansätze in ihrer Kombination bieten jedoch Möglichkeiten, ein diesbezügliches Konzept unter Einbeziehung der im Ergebnisteil genannten Erkenntnisse, auf philosophischer Berechtigung unter Hinzunahme basaler Wahrnehmungsansätze und der Ansatzpunkte, die der Bereich der feministischen Care-Ethik, und somit auf individualethischer Ebene, bieten, zu generieren und dieses für den Bereich der Wachkomapflege anwendbar zu machen. Dadurch ergibt sich die Möglichkeit der Verankerung der Ergebnisse im pflegerischen Setting der Wachkomapflege, um betroffene Menschen in einem aktiv-partizipativen Prozess der ethischen Entscheidungsfindung bezüglich der Frage nach einer eventuellen Therapiezieländerung zu beteiligen, sodass keine Interventionen zur Anwendung kommen müssen, wie sie beispielsweise die gesetzlichen Möglichkeiten, mit teilweise individuums-auschließendem Charakter, des mutmaßlichen Willens oder Betreuungs- und Patientenverfügungen bieten. Auf Grund dieser Erkenntnisse und der Schwierigkeiten in der Adaption einzelner Ergebnisse auf den zugrundeliegenden Bereich der neurologischen Fachpflege, möchte ich anschließend an diese Ergebnisdarstellung und –bewertung einen konzeptionellen Ansatz darstellen, in welchem die partizipative Selbstbestimmung neurologisch betroffener Menschen im Wachkoma in der stationären Langzeitpflege hinsichtlich der Änderung von Therapiezielen in ethischen Entscheidungsfindungsprozessen den bestimmenden Rahmen einnimmt.

4 Partizipative Selbstbestimmung im Wachkoma als neues Konzept der Autonomie

In den folgenden Kapiteln erfolgt die Darstellung der vier Teilaspekte des Konzeptes der „partizpativen Selbstbestimmung im Wachkoma als neues Konzept der Autonomie", welches abschließend in zusammenführender Kombination als Gesamtkonzeption dargestellt wird. Ausgehend des Ansatzes im Hinblick auf das betroffene Individuum, erfolgt die Zugrundelegung der bezugnehmenden Theorien, bevor professionsbezogene Voraussetzungen einer willensexplorierenden Pflegekraft darauf aufbauend exzerpiert werden und im vierten Teilaspekt die Darstellung der professionsbezogenen Triangulation praktischer Grundvoraussetzungen auf Ebene der anwendenden Pflegekraft erfolgt.

Insbesondere erfolgt die Bezugnahme auf Frauke Lanius´ Buch „Menschenwürde und pflegerische Verantwortung. Zum ethischen Eigengewicht pflegebedürftiger Menschen im Spannungsfeld von moralischem Standpunkt und moralischem Status", jedoch stellen auch die Konzepte Lara Hubers der „Patientenautonomie als nichtidealisierte *natürliche Autonomie*" und der „Autonomie als aktuale Fähigkeit" sowie Hans Jürgen Scheurles Erkenntnisse aus „Das Gehirn ist nicht einsam. Resonanzen zwischen Gehirn, Leib und Umwelt" und Monika Bobberts Auffassung der feministischen Care-Ethik Grundlagenliteratur dar. Hierbei erfolgt, unter anderem, eine Verknüpfung mit den Erkenntnissen, die aus der Literaturanalyse generiert wurden.

4.1 Der Ansatz im Hinblick auf den betroffenen Menschen im Wachkoma

Das Konzept der partizipativen Selbstbestimmung im Wachkoma basiert in erster Linie auf individuumsbezogenen Pfeilern, welche sich eng an die Erkenntnisse des Ergebnisteils der zugrundliegenden Forschungsfrage anlehnen, beziehungsweise auch daraus hervorgehen. Diese Eckpfeiler des Konzeptes sollen dazu dienen, dass die betroffenen Menschen im Wachkoma aktiv an Fragen hinsichtlich einer Therapiezieländerung in ethischen Entscheidungsfindungsprozessen beteiligt werden. Somit steht das Ziel der Partizipation von Menschen, die sich (aktiv) nicht mehr verbal äußern können[366] im Mittelpunkt des Erkenntnisinteresses, wobei den betroffenen neurologisch-erkrankten Menschen aus person- und moraltheoretischer Sicht der Personenstatus

---

[366] vgl. Lanius 2010, S. 22

abgesprochen werden muss, um die Möglichkeit zu eröffnen, sie von der Verpflichtung zu moralischen Pflichten freizusprechen. Dies bedeutet, im Umkehrschluss, dass das Verharren am Personenstatus einer Aberkennung besonderer Bedürftigkeit entsprechen würde, was der schweren Erkrankung nicht gerecht werden würde. Frauke Lanius spricht hierbei in ihrer Argumentation davon, dass es hier insbesondere darum geht, dass das Recht auf Unterstützung im Sinne menschlicher Zuwendung und der daraus resultierenden Hilfeleistung bei gleichzeitiger Unfähigkeit, diese Rechte aktiv einzufordern oder zu artikulieren, als *exklusiver Personenbegriff* bezeichnet wird[367]. Gerade da die Ansätze auf vertrauensbildenden Grundannahmen beruhen und eine willensexplorierende Meinungsbildung, meiner Einschätzung nach, nur durch eine vertrauensvolle Zusammenarbeit erreicht werden kann, sind die Ansätze vor allem im Bereich der stationären Langzeitpflege, beziehungsweise nach intensiver pflegerischer Beziehung, und somit auch im häuslichen Umfeld, anzuwenden.

Die Ansätze basieren weiterhin auf den Grundsätzen basaler Wahrnehmungsansätze und der ganzheitlichen Betrachtung der betroffenen Menschen und lehnen somit neuroessentialistische Betrachtungsweisen ab, wodurch ebenso durchscheint, dass das Konzept auf den Grundsätzen und Annahmen der feministischen Care-Ethik als argumentatives Fundament fußt und somit der individualethische Ansatz die Basis jeglicher Exploration darstellt, wodurch einengende neurowissenschaftliche Erkenntnisse keine tragende Rolle hierbei spielen. In diesem Zusammenhang ist auch Scheurles Position zu benennen, welche sich wie folgt darstellen lässt: „Damit ist Willensfreiheit keine Sache des Gehirns, sondern des ganzen Menschen und des ganzen Leibes. „Ja-Nein-Entscheidungen" sind auf die Fähigkeit zum freiwilligen Unterlassen angewiesen. Indem die Selbsthemmung der Willkürorgane das Korrelat des Unterlassens ist, beziehen Ja- und Nein-Sagen den ganzen Organismus mit ein. Entscheidungen werden durch die Synchronisierung von Hirnfunktionen unbewusst vorbereitet (Bereitschaftspotential), ausgelöst und unterhalten (Aktionspotentials), aber nicht kausal gesteuert. Der Aufbau neuronaler Verschaltungen ermöglicht und erleichtert Wahrnehmen und Handeln (Faszillitation), legt es aber nicht fest[368]."

---

[367] ebenda, S. 27
[368] Scheurle 2013, S. 190 f.

Das Konzept aus individualethischer Sicht basiert auf folgenden vier Grundpfeilern, welche es individuumsexplorierend zu exzerpieren gilt, beziehungsweise wodurch die Exploration durch die Integration der weiteren Bausteine vorangetrieben werden kann:

✓ ressourcenorientierter Kommunikations- / Dialogaufbau
✓ Angehörigenpartizipation
✓ Biografiearbeit
✓ Empathie in Anlehnung an die Care-Ethik

Folgend möchte ich die Eckpfeiler des Konzeptes im Hinblick auf die betroffenen Menschen im Wachkoma erläuternd darstellen. Im Gesamtkonzept stellt insbesondere der Ansatz des ressourcenorientierten Kommunikationsaufbaus das Zentrum, als auch das Ziel jeglicher Bestrebungen dar, weshalb gerade jener Teilaspekt besonders ausführlich beleuchtet wird und die weiteren Aspekte eher als „Mittel zum Zweck" anzusehen sind, um das Ziel des Dialogaufbaus zu erreichen. Dem Ziel des ressourcenorientierten Kommunikationsaufbaus sind hinsichtlich einer Nutzung im ethischen Entscheidungsfindungsprozess alle weiteren tangierenden Ziele und Teilziele unterzuordnen, da dies den essentiellsten Aspekt darstellt, um neurologisch schwer erkrankte Menschen aktiv an diesbezüglichen Entscheidungen partizipieren zu lassen.

Der Ansatz des ressourcenorientierten Kommunikationsaufbaus, beziehungsweise der individualverortete Dialogaufbau lehnt sich eng an die Erkenntnisse der Basalen Stimulation, des Therapieansatzes nach Affolter und des körpernahen Dialoges nach Zieger an und umfasst die Anbahnung eines individuellen Kommunikationscodes, bei Menschen im Wachkoma vornehmlich auf basal-expressiver Ebene verortet, welcher auf den individuellen Ressourcen des Betroffenen aufbaut, beziehungsweise aus dem Individuum heraus versucht wird anzubahnen. Übertragend gesprochen bedeutet dies, dass der Betroffene selbst durch Unterstützungsfaktoren zum Therapeuten seines Selbst wird. Die Integration der benannten Konzepte stellen hierbei lediglich Anwendungsbeispiele dar und sind je nach individueller Ressourcen, welche es zu explorieren gilt, abwandelnd zu nutzen. Da der ressourcenorientierte Kommunikationsaufbau individuell zu eroieren ist, kann auch kein universal einsetzbarer Lösungsvorschlag gegeben werden. Hierbei gehen die Ideen von aktiver Augen-Code-Kommunikation über die Ansätze unterstützender Kommunikation mittels technischer Apparatur (Steuerung per Augenbewegung mittels Cursor auf einem Bildschirm), basal-expressiver Kommunikationsformen bis hin zu aktiver Kommunikation mittels Lautbildung.

Somit ist diesbezüglich in der Kommunikationsexploration eine Art suchende Haltung seitens der Pflegenden einzunehmen. Frauke Lanius zitiert hierbei in ihren Ausführungen die Erkenntnisse bezüglich der Bedürfnisse Hilfsbedürftiger folgendermaßen[369]: „Bezogen auf die Wünsche und Bedürfnisse gegenüber anderen bzw. Pflegenden seitens Erkrankter ließ sich zeigen, dass die Anerkennung der besonderen Herausforderungen, die das Leben mit einer schweren Erkrankung darstellt, und die Bestätigung eigener Suchbewegungen im Hinblick auf ein neues ressourcenorientiertes bzw. modifiziertes Selbstverständnis maßgeblich zur inneren Stabilisierung beim Leben mit einer schweren Erkrankung beitragen[370]." Somit zeigt sich, dass eine ressourcenorientierte Willens- beziehungsweise Kommunikations-exploration als besonderes Bedürfnis Hilfsbedürftiger anzusehen ist. Die Grundsätze der Eindeutigkeit müssen hierbei gewahrt bleiben, was bedeutet, dass der Kommunikations-code, egal welcher Ausprägung, als gesichert bezeichnet werden muss, bevor er aktiver Anwendbarkeit unter-steht. Dies bedeutet somit auch, dass die Eindeutigkeit des zu generierenden Codes wieder-holbar und objektiv beurteilbar durch mehrere neutrale „Überprüfer" vorliegen muss. Die Grundsätze einer eindeutigen kognitiven Erfassung der Situation, sowie die Erfassung über die Tragweite möglicher aktiv-generierter Entscheidungen sind zu vernachlässigen, sofern keine weiteren psychischen Begleiterscheinungen, wie depressive Symptomatiken etc., die Entscheidungsfähigkeit überlagern, da, meines Erachtens nach, die Beurteilung der momenta-nen Situation aus individualethischer Sicht nicht objektiv von außen bewertet werden kann und auch keiner Frage der kognitiven Erfassung aus subjektbezogener Sicht unterliegt, sondern vielmehr der Frage emotional-basaler Wahrnehmungen des betroffenen Menschen unterstehen sollte, was umgangssprachlich für mich bedeutet, dass das „Fühlen" dem „Denken" in dieser Frage überwiegt; wie gesagt ist es selbstverständlich existenziell wichtig, im Vorfeld psychi-sche Einflussfaktoren zu minimieren, beziehungsweise abzuklären, damit diese die Frage der Beurteilung der aktuellen Situation und einer möglichen ethischen Entscheidungsfindung nicht überlagern. Weiterhin ist darauf zu achten, dass Kommunikationssignale nicht falsch gedeutet werden und als Signale verstanden werden, obwohl es Symptome darstellen. Hierbei ist insbesondere auf eine neutrale Empathiefähigkeit durch die Grundsätze der Intuition zu achten.

Da der erste Pfeiler auf individuellen Ressourcen beruht und somit umgangssprachlich ein „Ausprobieren" und „Versuchen" darstellt, werden an dieser Stelle keine weiteren Beispiele

---

[369] vermutlich basierend auf unterschiedlichsten Studienergebnissen, was jedoch in ihrer Darstellung nicht explizit aufgeführt wird
[370] Lanius 2010, S. 96 f.

benannt, sondern die Grundsätze einer phantasievollen Ausgestaltung dieser Zugangswege auf neutraler Ebene vorangestellt, was bedeutet, dass kein emotional überlagerter Zugang und daraus resultierende Beurteilungen zugrundeliegen sollten. Es empfiehlt sich jedoch, hierbei auf basale Wahrnehmungskonzepte, wie bereits genannt und dargestellt, zurückzugreifen, wobei der Phantasie hierbei keine Grenzen gesetzt sind. Im Mittelpunkt der Bemühungen sollte immer die individuumsbezogene Exploration stehen.

Ein weiterer wichtiger Zugangsweg, eine Kommunikationsexploration bei betroffenen Menschen im Wachkoma voranzutreiben, stellt, neben den individuumsbezogenen Ansatzpunkten, die Angehörigenintegration und –partizipation in diesem Prozess dar. Besonders wichtig ist hierbei, dass die Integration, soweit möglich, nicht durch emotional-betroffene Aspekte seitens der partizipierenden Angehörigen geprägt ist, sondern zielführende Bestrebungen anhand sachlich-objektiver Beobachtungen verankert werden. Sind diese Vorausannahmen gewahrt, können die Angehörigen als essentielle Ressource für den weiteren Prozess und zum Wohl der Selbstbestimmung des betroffenen Menschen genutzt werden. Neben einem unersetzbaren Wissen über die Eigenarten des Individuums und seine Biografie, hier kommt der dritte Eckpfeiler des individuumsbezogenen Ansatzes hinzu, ist gerade der vertrauensvolle Zugang zum betroffenen Menschen, welchen eine Pflegekraft niemals in dem Maße herbeiführen könnte, eine unersetzbare Ressource zur Förderung kommunikativer Mitteilungswege. Hierbei darf die psychologische Begleitung der Angehörigen nicht vernachlässigt werden, da diese, unter anderem, auch ein „Mittel zum Zweck" darstellen und „benutzt" werden, um möglicherweise Artikulationswege des betroffenen Menschen anzubahnen, die ihm dazu verhelfen, eine Entscheidung über sein Leben zu treffen, die als endgültig anzusehen ist. Somit sollte der psychologischen Begleitung ein besonderes Augenmerk unterliegen und dem Hauptansatz der Exploration einer selbstbestimmten aktuellen Entscheidung, welche nicht mit der Bürde der Mutmaßung in Verbindung gebracht werden sollte, die wichtigste Begründungsberechtigung unterstehen.

Der bereits mit den Angehörigen verwobene Pfeiler der Biografiearbeit ist als weiterer Ansatzpunkt zur Artikulationsexploration zu bezeichnen und dient, neben dem Wissen über mutmaßliche Präferenzen hinsichtlich weiterer Therapieansätze, als Basis, um etwaige Kommunikationswege und –zugänge zu generieren. Beispielsweise kann die in der Biografie verankerte Tierliebe dabei helfen, ein bestimmtes Tier dazu zu nutzen, Kommunikationswege zu erschließen, oder individuelle Eigenarten können dabei helfen, Zugangswege anzubahnen.

Auch hier untersteht dem individuumsbezogenen Ansatz mittels aufsuchender Haltung seitens der Pflegekraft und/oder den Angehörigen die höchste Priorität. Lanius umschreibt diesen Zugangsweg wie folgt: „Hinsichtlich der aktiven Krankheitsbewältigung haben wir für die leibliche Dimension den Bewältigungsmodus der biographischen Arbeit mit der eigenen Performanz und für die sprachlich/narrative Dimension die Modi der Leidenserhaltung und der Regression in Anschlag gebracht[371]."

Insbesondere die, bereist benannte, suchende Haltung hinsichtlich einer Kommunikations-beziehungsweise Willensexploration benötigt bei den, bei dieser Suche, partizipierenden Menschen, ob Pflegende oder Angehörige, einige Voraussetzungen, welche in Kapitel 4.4 noch eingehender dargestellt werden. Die wichtigste Voraussetzung, welche in direktem Zusammenhang mit den genannten Teilaspekten, ressourcenorientierter Kommunikationsauf-bau, Angehörigenpartizipation und Biografiearbeit, stehen und welche unter Hinzunahme der im Ergebniskapitel dargestellten basalen Wahrnehmungskonzepten als Basisfähigkeit einer willensexplorierenden Pflegekraft zu bezeichnen ist, stellt die Fähigkeit zur Empathie dar und ist somit als vierter Teilaspekt des Konzeptes auf Ebene der betroffenen Menschen anzusehen. Hierbei basiert der Ansatz der Empathiefähigkeit auf den Erkenntnissen der Care-Ethik und baut auf deren Grundannahmen des individualethisch-distanziert-neutralen Ansatzes auf, was bedeutet, dass der Empathiefähigkeit weitere Voraussetzungen unterliegen, welche jedoch, wie bereits benannt, auf Ebene der Pflegekraft zu verorten sind und folgend noch eingehender dargestellt werden. Die explizite Anlehnung an die Care-Ethik bezieht sich auf die Definition Monika Bobberts, welche die feministische Care-Ethik als Weg aufzeigt, durch welchen Pflegende den betroffenen Menschen dabei helfen können, zu authentischen und somit auch aktuellen Willensbekundungen zu gelangen beziehungsweise diese zu generieren und explorieren[372]. Hierbei besteht des Weiteren ein enger Bezug zu Lara Hubers Konzept der „natürlichen Autonomie", welche sich wiederum eng an die Erkenntnisse Henrik Walters anlehnt, in welchem ein Bezugspunkt der als Basis bezeichneten Trias die Urheberschaft im Sinne der Authentizität darstellt[373]. Weiterhin bedeutet der, bereits in der Ergebnisdarstellung benannte, enge Bezug zur normativen Ethik mit tugendethischen Ansätzen, dass Pflegende durch die Integration empathischer und partizipativer Grundsätze den betroffenen Menschen

---

[371] Lanius 2010, S. 96
[372] vgl. Bobbert 2002, S. 89 ff.
[373] Huber 2006, S. 138

befähigen sollen, als soziales Wesen im Sinne ihrer Entscheidungsfähigkeit zu handeln[374]. Die Empathiefähigkeit, sozusagen als übergeordnete und für das Konzept auf individualethischer Ebene essentiellen Basis einer suchenden Haltung, ist insbesondere im Zusammenhang mit dem Kernpunkt des Konzeptes, dem ressourcenorientierten Kommunikationsaufbau, als zu priorisierender „Soft-Skill-Faktor" der willensexplorierenden Pflegekraft zu bezeichnen. Gerade die Empathiefähigkeit wird als eine der Grundkompetenzen angesehen, um therapeutische Konzepte innerhalb der basalen Wahrnehmungsförderung in den Pflegeprozess zu integrieren und insbesondere die Verortung im palliativen Bereich zeigt, dass diese pflegerische Kompetenz als ein „Einfühlen" und „Mitfühlen" bezeichnet wird und somit als originär in helfenden Berufen zu verorten ist. Weiterhin sichert dieser „Soft-Skill-Faktor" die Möglichkeit einer gesicherten Kommunikationsexploration und vermindert somit den Spielraum interpretativer Beschreibungen und Bewertungen.

Somit sind die Kernansätze des hier dargestellten Konzeptes als essentielle Grundlage auf Basis individualethischer Exploration anzusehen, wobei der ressourcenorientierte Kommunikationsaufbau als primäres Ziel anzusehen ist, um Menschen im Wachkoma aktiv-partizipativ am ethischen Entscheidungsprozess bezüglich einer möglichen Therapiezieländerung zu integrieren, und die Bereiche der Angehörigenpartizipation, der Biografiearbeit und der Empathiefähigkeit in Anlehnung an die Care-Ethik als Methodenkompetenzen, und somit als Mittel zur Zielfindung, zu bezeichnen sind. Frauke Lanius begründet gerade die anzubahnende aktive Partizipation am eigenen Entscheidungsprozess folgendermaßen: „Menschliche Autonomie bzw. Willens- und Handlungsfreiheit sind Ausdruck größtmöglicher Selbstverfügbarkeit, die als metamoralisches Kriterium für Moralität im Sinne einer anthropologischen Konstante in Anschlag zu bringen ist. Aus Sicht der aristotelischen Tradition hat sie ihren Ursprung im Tunkönnen im Sinne von Vermögen und Potenz. Individuelle Freiheitsaneignung erfolgt über das Erleben bzw. die Erfahrung der Autorschaft von Handeln[375]." Somit ist die Kommunikationsexploration bei den Betroffenen mit dem Ziel der aktiven Partizipation nach Lanius als Freiheitsaneignung anzusehen, um sie als Autor eigener Selbstverfügbarkeiten im Sinne aktiver Entscheider zu befähigen.

---

[374] vgl. Bobbert 2002, S. 122 ff.
[375] Lanius 2010, S. 149 f.

4.2 Der zugrundeliegende Theorienrückgriff der Konzeption der partizipativen Selbstbestimmung im Wachkoma

Lanius baut ihre Ansätze auf unterschiedlichen Ansätzen moderner Philosophen auf und verknüpft diese zu einer Gesamtkonzeption. Um die, meinen Ansätzen äquivalenten, Bezüge aufzuzeigen, möchte ich folgend die zugrundeliegenden Theorien kurz interpretativ aufzeigen. Hierbei sind die aufzuzeigenden Theorien in ihrer Gesamtheit zu verstehen und nicht als solitäre Grundlagen. Im Folgenden werden die miteinander verknüpften Theorien nach Waldenfels und Böhme, Joas und Taylor, Frankfurt und Bieri als auch Ricoeur dargestellt.

Frauke Lanius stellt als Grundvoraussetzung das Ziel des Schaffens adäquater ethischer Schutzräume vor, was durch den technischen Fortschritt bedingt erscheint mit der Konsequenz der Suche nach neuen Lösungsansätzen, insbesondere für pflegeethische Dilemmata, da sich die in der Philosophie und Moraltheorie auf Beziehungssymmetrie und –reziprozität ausgerichteten Interpersonalitätskonzepten nicht praktikabel handhabbar machen lassen[376]. Vorausgeschickt sei hierbei, dass Lanius in ihren Ausführungen durch stetige Rückkoppelungen und Wiederholungsschleifen die Bezüge zwar vergegenwärtigt, diese jedoch in ihren Ausführungen auf kaum verortbarer Ebene hinterlässt.

Die, in Anlehnung an Rehbock, so bezeichnete, „Krise des Personenbegriffs durch immer neue faktische Herausforderungen im Zusammenhang technischer Entwicklungen[377]" löst sie durch das Absprechen des Personenstatus bei hochgradig hilfsbedürftigen und mental eingeschränkten Menschen, und somit auch jenen im Wachkoma, wodurch es möglich wird, diese von moralischen Pflichten freizusprechen bei gleichzeitiger Gewähr moralischen Schutzes. Im weiteren Verlauf prägt sie den Begriff der unbedingten Menschenwürde, der jedes Individuum durch einen inklusiv-umfassenden Würdebegriff einschließt, welcher mittels des Modus der Perspektivenübernahme durch Empathie auf hilfebedürftige Menschen anwendbar und explorierbar gemacht werden kann[378]. Ausgehend dieser Grundvoraussetzungen, erfolgt der Theorienrückgriff als theoretischer Rahmen zur Verortung praktikabler Konzepte, wie im vorangegangenen Kapitel als auch in den noch folgenden.

Als eine theoretisch-philosophische Grundlage dient der Rückgriff auf den deutschen Philosophen Gernot Böhme, welcher in seinen Ausführungen der technisierten Zivilisation die Humanität und

---

[376] Lanius 2010, S. 22
[377] ebenda, S. 25
[378] ebenda, S. 166

Natur entgegensetzt und somit an der Leibphilosophie ansetzt, welche er in der modernen Philosophie als unbeachtet ansieht[379]. Lanius argumentiert in der Darstellung Böhmes Theorien mit der „Infragestellung" des menschlichen Körpers als Naturgegebenheit, wodurch eine Reduktion auf exklusive naturwissenschaftliche Gegebenheiten und organische Existenzen vorangetrieben wird, was im Zusammenhang mit neuro-essentialistischen Theorien gesehen werden muss. Durch diese Ansätze entstehe, nach Böhme, ein leibliches Selbst- und Fremdverhältnis, was Böhme wie folgt umschreibt: „Natürliche Konstitutionen werden disponsibel, wir machen menschliches Sein verfügbar, so wird es zum Haben[380]." Hierbei entsteht ein enger Bezug zu den Theorien Bernhard Waldenfels´, ebenso ein deutscher Philosoph, welcher die alltäglichen Herausforderungen, die sich durch das unbekannte Fremde ergeben als zentrales Thema seiner Ansätze hat[381]. Insbesondere Waldenfels´ Subjektphilosophie, welche eine Eigentätigkeit des Leibes integriert, bietet, insbesondere bei der Verortung im Bereich der stationären Langzeitpflege der neurologischen Phase F, Ansätze basaler Wahrnehmungskonzepte und dient somit als Grundlage und philosophische Berechtigung zum Einsatz derselbigen. Waldenfels bezeichnet den menschlichen Leib gar als „zentralen Resonanzraum moralischer Ansprechbarkeit und als Entstehungsort moralischer Achtung und Anerkennung[382]." Des Weiteren versteht er Fürsorge als Antwort auf die Bedürftigkeit des Anderen sowie als Verantwortung einer impliziten und präreflexiven Betroffenheitsreaktion und legt dem um Fürsorge bemühten Individuum hierbei Wahlmöglichkeiten als antwortendes Anknüpfen als freie Wahl, losgelöst aus einem intersubjektiven Normengefüge, zugrunde[383]. Die freie Wahl basiert in seiner Theorie auf dem Begriff der Freiheit im phänomenologischen Begriff zwischen Leib, Welt und dem Gegenüber, und ist somit als freier Wille mittels Bedingungsfaktoren anzusehen. Lanius bezeichnet die Kombination der Ansätze nach Böhme und Waldenfels in ihren weiteren Ausführungen als Zufallszuwendung im Rahmen emotionaler Betroffenheit, ohne in den Horizont eines konsistenten moralischen Selbstverständnisses des jeweiligen Akteurs eingelassen zu sein. Meinerseits jedoch bieten die aufgezeigten Ansätze, im Setting der stationären Langzeitpflege wachkomatöser Menschen, verortbare Konzeptbegründungen, welche auf leiblichen Konzepten beruhen und begründen somit die Anwendung basaler-körperzugewandter Therapieformen zur angestrebten Willensexploration.

---

[379] vgl. Wikipedia über Gernot Böhme; s. Literaturverzeichnis
[380] zit. n. Lanius 2010, S. 21
[381] vgl. Wikipedia über Waldenfels, s. Internetquellen
[382] zit. n. Lanius 2010, S. 150
[383] ebenda, S. 183

Als weiteres theoretisches Rahmenkonzept zur Verankerung der aufgezeigten und noch aufzuzeigenden Konzeptansätze meinerseits, dient der Rückgriff auf den französischen Philosophen Paul Ricoeur, welcher sich aus phänomenologischer und psychoanalytischer Sicht dem hermeneutischen Erschließen als Lösungsansatz nähert[384]. Ricoeur sieht die individuelle Freiheitsaneignung als vom Erleben der Autorschaft des Handelns entstehend und ergänzt die Idee der Autonomie als Selbstzustimmung durch eine evaluative Selbstzustimmung, die Menschen immanent ist auf Grund ihres Strebens nach einem guten Leben, wodurch eine Idee der solidarischen statt einer selbstgenügsamen Autonomie entsteht und Ricoeur das dichotome Verständnis von Fremd- und Selbstinteresse in ein integratives umwandelt[385]. Um die ethische Andersheit des betroffenen und um Fürsorge bemühten Menschen, welcher nach Ricoeur selbst keinen Beitrag zur Reziprozität in einer intersubjektiven Beziehung leisten kann, angemessen zu berücksichtigen, rückt Ricoeur diese Thematik als einziger der aufgezeigten Philosophen in den Mittelpunkt seiner Betrachtungen und verleiht dem Betroffenen den Status des *moral patient*, wobei der Fürsorgende als *moral agent* agiert. „Damit wird dem moralischen Standpunkt des moral agent der moralische Status des moral patient aus dessen eigener Sicht gegenübergestellt. Mit diesem konzeptionellen Vorgehen hat Ricoeur sichergestellt, dass auch dem Leidenden bzw. dem Bedürftigen eine Stimme gegeben wird. So wurde aus dem dichotomen Verhältnis von Aktivität und Passivität ein dialektisches[386]." Ricoeurs Ansatz reicht singulär betrachtet jedoch nicht aus, um die inhärente Andersheit des Betroffenen integrativ zu verankern, jedoch bietet der Rückgriff auf die Theorien Waldenfels´ und Böhmes durch ihren basal-leiblichen Ansatz Verortungsmöglichkeiten. Diese Kombination bildet somit eine konzeptionelle Grundlage zur Gestaltung asymmetrischer Zuwendungsbeziehungen und verhilft in Konfliktsituationen dazu, eine Entscheidungs-findung ohne Willkür zu treffen, die der Singularität der Situation gegenüber der Universalität der Norm den Vorrang lässt, was durch die Reziprozitätskategorien des *moral agent* und *moral patient* Ricoeurs überhaupt erst möglich wird. Ricoeurs Idee der Gleichwertigkeit ist eine empirische und er leitet sie aus der singulären Begegnung ab, wodurch die singuläre Achtung Vorrang vor moralischer-gesetzlicher Achtung hat[387]. Hier ist, meines Erachtens, eine Anlehnung an die feministische Care-Ethik erkennbar.

---

[384] vgl. Eintrag in Wikipedia über Paul Ricoeur; s. Internetquellen
[385] vgl. Lanius 2010, S. 150
[386] ebenda, S. 301
[387] vgl. Lanius 2010, S. 323

Weitere philosophisch-theoretische Grundlagen zur Verankerung des Konzeptansatzes bieten Hans Joas, ein deutscher Soziologe und Sozialphilosoph, welcher versucht, die Generalisierung der Gültigkeit der Menschenrechte nicht mittels einseitig-einengender Begründungen abzuleiten[388], und Charles Taylor, ein kanadischer Philosoph und Politikwissenschaftler, welcher die Idee der Autonomie als ein Missverständnis der Moderne über ihre eigenen Grundlagen ansieht[389]. In der Kombination beider Ansätze wird der, nach Ricoeur geprägte, *moral agent*, welcher über die moralische Erschütterungs-bereitschaft wahrgenommen werden kann, mit einem moralischen Status ausgestattet, der aus einer um Fürsorge bemühten Bedürftigkeit entsteht, wonach dem Individuum moralischer Status mit einem ethischen Eigengewicht zukommt[390]. Hierbei wird der Bogen zur Authentizität in Form der Autonomie als Selbstbestimmung gespannt. Jedes Individuum besitzt demnach, nach Taylor, ein intuitives Gefühl für das, was es als Individuum, im Gegensatz zu gesellschaftlicher Konformität, ausweist. Lara Huber nimmt hierbei in ihren Konzepten der „natürlichen Autonomie" und der „Autonomie als aktuale Fähigkeit" ebenso Bezug und rezitiert den Philosophen Michael Quante in Anlehnung an die Erkenntnisse Taylors. Quante unterscheidet demnach zwei Formen von Authentizität, die „vorreflexive" als ein ungebrochenes Verhältnis zu sich als Ergebnis von Sozialisationsprozessen oder psychischer Bedürftigkeit und die „reflexive" als Überprüfung der eigenen Überzeugungen als kritische Reflexion; er nennt dieses Vermögen, welches auf den Erkenntnissen Taylors und Joas basiert, „reflexive Kompetenz zur Handlungsautonomie[391] [392]." Hans Jürgen Scheurle nimmt in seinen Ausführungen zu den Resonanzen zwischen Gehirn, Leib und Umwelt ebenso Bezug zu den Erkenntnissen Taylors und Joas: „Die universale Kraft des Willens manifestiert sich zwar auch im menschlichen Wollen, hat aber in erster Linie „[beginnendes Zitat Taylors; *Anmerkung des Verfassers*] die Idee der Natur als Quelle (…) also die Vorstellung von einer Kraft, die in den Dingen zum Ausdruck kommt. Diese Kraft objektiviert sich in den verschiedenen Realitäten, die wir um uns herum erblicken, und diese Objektivationen bilden eine Hierarchie, die von der untersten, der am wenigsten belebten Ebene bis ganz hinauf zu den bewussten Lebewesen reicht[393]." Auch wenn dieser Ansatz fast esoterisch anmutet, so gründet er doch auf den basalen Wahrnehmungsansätzen und bietet eine umfassend ganzheitliche Erschütterungsbereitschaft

---

[388] vgl. Wikipedia-Eintrag über Hans Joas, s. Internetquellenangaben
[389] vgl. Wikipedia-Eintrag über Charles Taylor, s. Internetquellenangaben
[390] vgl. Lanius 2010, S. 321 f.
[391] vgl. Huber 2006, S. 142
[392] vgl. Huber 2011, , S. 86 ff.
[393] zit. n. Scheurle 2013, S. 87

im Hinblick auf den betroffenen Menschen, wodurch eine authentische Willensexploration entstehen kann.

Den letzten und abschließenden Bezugspunkt in der theoretischen Betrachtung als unmittelbarer Theorienrückgriff bilden die Erkenntnisse Frankfurts und Bieris. Harry Frankfurt, ein amerikanischer Philosoph, welcher den Begriff der Willensfreiheit als Übereinstimmung von handlungswirksamem Willen und höherstufigen Wünschen ansieht[394], und Peter Bieri, ein Schweizer Philosoph, dessen Schwerpunkte die philosophische Psychologie, sowie Erkenntnistheorie und Moralphilosophie darstellen und der seinen Freiheitsbegriff ähnlich dem Frankfurts begründet[395], greifen den Status des *moral agent* nach Ricoeur auf und bieten eine Verankerung auf Augenhöhe der miteinander partizipierenden Partner. „Nur dann ist Frankfurt und Bieri zufolge zwischen den Beteiligten moralische Intimität auf Augenhöhe und damit Reziprozität möglich. Der moralische Status des Anderen wird bei Frankfurt denn auch nicht mit dessen Bedürftigkeit, sondern mit der emotionalen Bindung des *moral agent* zu ihm begründet[396]." Somit lässt sich ein moralischer Status für Bedürftige aus der deduktiven und deontologischen Überlegungen ableiten. Auch Lara Huber begründet ihre Erkenntnisse zu den, bereits genannten, Ansätzen der Moral auf Frankfurts und Bieris Theorien. In den Mittelpunkt ihrer Begründungen stellt sie die kompatibilistischen Theorien der Vereinbarkeit von Freiheit und Determiniertheit, wie sie Frankfurt und Bieri prägen, indem sie postulieren, dass Freiheit ohne Determiniertheit[397] nicht existieren kann, dies jedoch trotz dessen als freier Willen eines Individuums, geprägt durch äußere Einflüsse und im Beziehungssystem seiner Mitmenschen herausgebildet, verstanden werden kann[398], wobei Bieri jedoch die Grundannahme, dass es keinen Willensbegriff einer absoluten Freiheit gibt zugrunde legt[399]. Somit kann Hubers natürliche Autonomie, verstanden als aktuale Fähigkeit in Anlehnung an die Erkenntnisse Frankfurts und Bieris, ebenso auf den Bereich der Wachkomapflege adaptiert werden, was erst durch die Verankerung auf gleicher Augenhöhe von *moral agent* und *moral patient* möglich gemacht wird.

Der Zusammenfassung der des Konzeptansatzes zugrundeliegenden Theorien vorangestellt ist nochmals die Grundvoraussetzung, dass die dargestellten Theorien als sich ergänzend und

---

[394] vgl. Wikipedia-Eintrag zu Harry Frankfurt; s. Interquellenangabe
[395] vgl. Wikipedia-Eintrag zu Peter Bieri; s. Interquellenangabe
[396] Lanius 2010, S. 322
[397] menschliches Handeln verstanden als durch gute Gründe bestimmt
[398] vgl. Huber 2006, S. 133 ff.
[399] vgl. Scheurle 2013, S. 85

bedingend angesehen und auch dementsprechend in einer settingbezogenen Implementierung behandelt werden müssen, wobei natürlich die Theorien lediglich als begründende Basis anzunehmen sind und nicht in ihrer Einzelheit im Setting aufgezeigt werden müssen.

Die zugrundeliegenden Theorien bilden wie folgt dargestellt einen theoretisch-rechtfertigenden Rahmen. Waldenfels und Böhme prägen die Phänomenologie des ethischen Eigengewichts Fürsorgebedürftiger, deren Wahrnehmung und Berührung durch Joas moralische Erschütterungsbereitschaft erfahrbar gemacht wird. Hieraus resultiert die phänomenologische Ansprechbarkeit des *moral agent* für das Leid des betroffenen Gegenübers als erfahrbare Nahbarkeit für den Anderen durch die leibliche Eigen- und Fremdwahrnehmung. Über die Artikulation dieser Erfahrungen erfolgt, nach Joas und Taylor, durch die Hinzunahme der Überlegungen Bieris und Frankfurts, um es aus dem Schwellengebiet impliziter Wertbindungen herauszubilden, die Möglichkeit, das um Fürsorge bemühte Gegenüber situationsunabhängig in seiner Andersheit wahrzunehmen. Durch einen ständigen zugrundeliegenden Prozess wechselseitiger Abgleichungen geht ein Empathieprozess vonstatten, um das Individuum in seiner Singularität „deduktiv universalistisch" und auch das Selbst „induktiv partikular" wahrzunehmen und zu berücksichtigen. Ricoeur gestattet zudem im Zweifelsfall eine Entscheidungsfindung, welche der individuellen Situation Vorrang gegenüber universaler Normen verleiht[400]. Somit bieten diese Theorien, zusammenfassend und sich bedingend betrachtet, Rechtfertigungsgrundlagen zur Verortung der einzelnen Konzeptansätze zur Partizipation neurologisch erkrankter Menschen im Wachkoma hinsichtlich der Therapiezielfrage im ethischen Entscheidungsfindungsprozess.

4.3 Die zugrundeliegenden Theorien übertragen auf professionsbezogene Voraussetzungen einer willensexplorierende Pflegekraft

Die im Eingangskapitel der Konzeptionsdarstellung aufgezeigten individuumsbezogenen Ansätze bedingen pflegerischer Grundannahmen und Kompetenzen, welche sich aus dem vorherigen Kapitel mittels des Theorienrückgriffs der aufgezeigten Philosophen ableiten beziehungsweise ergeben. Im folgenden Kapitel liegt das Augenmerk auf pflegerischen, theoriegeleiteten Voraussetzungen einer zur Willensherausbildung motivierten Pflegekraft. Im Anschluss daran werden darauf aufbauend diesbezügliche pflegerische Grundkompetenzen aufgezeigt. Die folgend aufgezeigten Voraussetzungen basieren auf dem Ansatz Ricoeurs der

---

[400] vgl. Lanius 2010, S. 324 ff.

Dimensionen moralischer Identität in Kombination mit der Subjektphilosophie nach Waldenfels unter Hinzunahme der moralischen Identität nach Frankfurt und Bieri.

Die Basis des dritten Teils des Konzeptansatzes bildet die „Selbstschätzung und Autonomie
der 1. Person". Lanius umschreibt dies „mit der Selbstverpflichtung zur Aufrechterhaltung der
Selbstschätzung im deontologischen Rahmen der Selbstachtung[401]", wodurch sich das
Individuum als moralisches Handlungssubjekt bestimmt. Ricoeur integriert hierbei den
Wunsch und das Streben als Ausgangspunkt seines Verantwortungsbegriffs. „Mit seiner
Transformation der narrativen in eine ethische Einbildungskraft nimmt er als einziger der hier
vorgestellten Denker [Waldenfels Theorie, Bieris Willens- und Moralkonzeption sowie Joas
Theorie der evaluativen Selbstbildung dienen hierbei als rechtfertigende Grundlagen;
Anmerkung des Verfassers] das evaluative Moment der Selbstbildung von vorneherein in
seine Identitätskonzeption mit auf[402]." Somit fußt der beschriebene Ansatz auf dem Individuum selbst und macht ihn dadurch erst zum handelnden Subjekt, was übertragend in die
Wachkomapflege bedeutet, dass der Ansatzpunkt moralischer Entscheidungen beziehungsweise ethischer Diskurse in einem Selbst zu sehen ist und dies erst die Teilhabe als Mitentscheider bedingt. Man muss sich somit zuerst über seine eigene Autonomie im Sinne einer
Selbstwertschätzung bewusst sein, bevor die zielgerichtete Adaption auf das Gegenüber
vonstattengehen kann. Dies wird demnach unter „Selbstschätzung und Autonomie der 1.
Person" nach Ricoeur verstanden.

Erst wenn diese Bedingung erfüllt ist, kann die Begegnung mit dem Gegenüber erfolgen, was
mittels der Dimension der „Fürsorge und Achtung für das Gegenüber der 2. Person" umschrieben wird. Hierbei beschreibt Ricoeur „die naive Fürsorge als Urverhältnis zwischen
dem Selbst und dem Anderen auf materialer Ebene als eine Sorge um den Anderen als
Gegenüber mit einem Gesicht[403]." Er setzt es mit einer Bewegung des Selbst zum Anderen
gleich, wodurch der Weg vom Pflegenden als Fürsorger hin zum betroffenen Menschen als
Befürsorgtem beschritten wird, welcher in seiner Singularität wahrgenommen wird. Weiterhin
entsteht hierbei eine „Verbindung zwischen ethischer Gesinnung und leiblichen Gefühlen im
Sinne einer erfahrbaren Rückkopplung moralischer Empfindungen an das leibliche Leben[404]." Somit entsteht eine Rückführung auf die, bereits dargestellten, Konzepte basaler

---

[401] Lanius 2010, S. 271
[402] ebenda
[403] ebenda, S. 272
[404] Lanius 2010, S. 272

Wahrnehmungsfähigkeit und die Grundsätze der Empathiefähigkeit, auf welche in den weiteren Ausführungen nochmals Bezug genommen wird. Lanius nimmt in ihren Ausführungen gar selbst eine Adaption auf bewusstseinseingeschränkte Menschen vor und lehnt den Zugangsweg der Wertschätzung der 2. Person an Menschen im apallischen Syndrom an[405]. Kritisch angemerkt werden muss hierbei meinerseits, dass sie Menschen im apallischen Syndrom die Fähigkeit zu reaktiven Äußerungen abspricht und sie, sozusagen, als reaktionslose Betroffene darstellt. Jedoch zeigt sie trotz dessen einen Zugangsweg auf, indem sie dieses Dilemma, das der fehlenden reaktiven Wertschätzung, mit Kants kategorischem Imperativ und dem Imperativ zur Achtung des Anderen verknüpft, wodurch das Gegenüber als singuläres Individuum und nicht als abstrakter Fremder wahrgenommen werden kann. Ohne die Hinzunahme des kantischen Imperativ ist Ricoeurs, und somit auch Lanius, Ansatz nicht ohne weiteres auf Menschen im Wachkoma, beziehungsweise auf bewusstseinsbeeinträchtigte Menschen allgemein, adaptierbar, da die in Ricoeurs Theorie bedingende Reziprozität im Sinne der gegenseitigen Wertschätzung nicht wechselseitig besteht. Jedoch liefert er dadurch zumindest Ansätze, sofern der Fürsorgende zur Selbstschätzung im Sinne der 1. Person fähig ist, wodurch die Achtung vor dem Anderen durch die um die individuelle Andersheit bemühte Fürsorge entstehen kann und mittels des kantischen Imperativs in den Bereich Betroffener der neurologischen Phase F adaptiert werden kann. Somit wird der Ansatz auf dem fürsorgenden Individuum der 1. Person intrapersonal begründet, um es interpersonal auf den um Fürsorge bemühten betroffenen Menschen der 2. Person anzuwenden.

Diese beiden Voraussetzungen münden auf der „Gerechtigkeit gegenüber der 3. Person des Jedermann". Hierbei geht es um die Auswahl von Individuen, die für eine Ethik als Schutzraum im institutionellen Raum infrage kommen und schließt die Verteilung von Gütern nach Angemessenheit und Proportionalität mit ein, welche sich über eine Orientierung am Guten und Rechten nach Maßgaben der Vernunft ergibt[406]. „Die Beurteilung der Angemessenheit eines Gutes erfolgt auf der Grundlage der Bedürftigkeit des einzelnen konkreten Empfängers, während die Proportionalität einer Güterverteilung sich an der Gesamtverteilung innerhalb einer Gesellschaft bemisst." Hier ist eine gewisse Anlehnung an die Abwägung in der utilitaristischen Ethik erkennbar, wobei jedoch nicht zwangsläufig der Nutzen des Individuums bewertet wird. Im Sinne Ricoeurs geht es vielmehr um die Angemessenheit bei der Verteilung von Gütern je nach individueller Betroffenheit, wodurch gar wieder schwerst

---

[405] ebenda, S. 273
[406] ebenda, S. 274 f.

betroffene Menschen Vorrang genießen. Im Rahmen der vollstationären Wachkomapflege bedeutet dies somit, in einen Abwägungsprozess einzutreten, welchem Individuum besondere Fürsorge entgegenzubringen ist und kann im Sinne der Frage nach einer Therapiezieländerung dem Menschen entgegengebracht werden, welcher objektiv beurteilt, einer Beantwortung dieser Frage bedarf.

Lanius fasst die genannten und aufgezeigten intra- und interpersonalen Voraussetzungen einer willensexplorierenden Pflegekraft wie folgt zusammen: „Das ist insofern zutreffend, als Personalität Materie voraussetzt. Materie nehmen wir in diesem Konzept aus der Außenperspektive der dritten Person wahr, Personalität aus der Binnenperspektive der ersten Person. Mit dem Konzept der Anerkennung kommt jedoch die zweite Person hinzu und Ricoeur behauptet nun nichts anders, als dass die Anerkennung der ersten Person aus dem Blickwinkel der zweiten Person dem Feststellen von Materialität aus der dritten Person in epistemischer und moralischer Hinsicht vorausgehen muss[407]."

Somit zeigt sich, dass die aufgezeigten Voraussetzungen, welche Ricoeur als 1. Person des Selbst, 2. Person des Jemand und 3. Person des Jedermann bezeichnet, als intrapersonelle Voraussetzungen einer Pflegekraft bezeichnet werden können, um in einen dialogischen Prozess mit Betroffenen eintreten zu können und diese dazu zu befähigen, wenn möglich, aktiv partizipativ in einen ethischen Entscheidungsfindungsprozess hinsichtlich ihrer eigenen Therapieziele zu integrieren. Diese Grundvoraussetzungen einer willensexplorierenden Pflegekraft dienen als Basis weiterer Voraussetzungen, welche ich folgend aufzeigen möchte und als professionsbezogene Triangulation bezeichne. Lanius fasst diese professionsbezogenen Voraussetzungen folgendermaßen zusammen: „Angewendet auf das hier explizierte integrative Verständnis von Fürsorge und Verantwortung können wir jetzt sagen, dass sich das moralische Recht auf und die moralische Pflicht zur Fürsorge motivational aus unserer situativ gebundenen leiblich-impliziten Ansprechbarkeit für die Bedürftigkeit des anderen speist, über Anerkennung und Achtung des Anderen universalisierbar wird und im Rückgriff auf unsere Autonomie plausibilisiert werden kann[408]."

---

[407] Lanius 2010, S. 276
[408] ebenda, S. 153

4.4 Die professionsbezogene Triangulation der praktischen Grundvoraussetzungen einer willensexplorierenden Pflegekraft

Die auf den ersten Voraussetzungen einer willensexplorierenden Pflegekraft aufbauende professionsbezogene Triangulation praktischer Grundvoraussetzungen werden meinerseits als essentiell angesehen, um eine Partizipation neurologisch erkrankter Menschen im Wachkoma bei Fragen ethischer Entscheidungsfindung im Hinblick auf eine etwaige Therapiezieländerung anbahnen zu können. Diese Triangulation lehnt sich ebenso an die Bezüge Frauke Lanius´ an und adaptiert diese, unter Hinzunahme basaler Konzepte, wie der Basalen Stimulation oder des körpernahen Dialogaufbaus, in das stationäre Setting der Langzeitpflege wachkomatöser Menschen. Insbesondere hier erscheint das Konzept, meiner Meinung nach, zielgerichtet verortbar zu sein, zumindest aus Sicht und in der Anwendung Pflegender, da hier die Grundsätze eines aufbauenden Vertrauens gewahrt werden können und eine Beobachtung und somit auch ein aktiver Dialogaufbau nur mittels vertrauensbildender und suchender Haltung expliziert werden kann, was bei der lediglich sporadischen Konfrontation von Betroffenem und Pflegendem, meines Erachtens nach, schwer eroierbar erscheint.

Diese zweiten Voraussetzungen sind im Sinne einer Triangulation der Grundvoraussetzungen für Pflegende zur Autonomieherausbildung im partizipativ-explorierenden Dialogprozess mit neurologisch betroffenen Menschen im Wachkoma anzusehen.

Folgende Kernkompetenzen beinhaltet die benannte Triangulation:

- ✓ moralische Nahbarkeit durch emotionale Erschütterungsbereitschaft und phänomenologische Offenheit
- ✓ Fähigkeit zum Perspektivenwechsel mittels hermeneutischem Verstehen
- ✓ professionell-distanzierte Empathie durch analytische Distanz

Als Grundlage der Verortung dieser Kompetenzen auf Ebene der professionell Pflegenden, begründet Lanius die Pflegeethik im Horizont der *Conditio Humana* und sieht folgende Voraussetzungen für die Pflegebeziehung als erweiterter Zugang zum Patienten zur Anerkennung und Wertschätzung der Andersheit des Anderen. Einerseits geschieht dies durch die phänomenologische Erweiterung des klassischen Rationalitätsbegriffs und somit als Verortung basaler Wahrnehmungsförderungskonzepte durch die Bedeutung des Leibes für den intersubjektiven Verstehensprozess. Des Weiteren stellt die hermeneutische Erweiterung des naturwissenschaftlichen Rationalitätsverständnisses eine weitere Basis des

Begründungsansatzes dar und wird definiert, als ein Verstehen des Anderen aus seiner Immanenz und somit seinem eigenen Selbstverständnis heraus, was ermöglicht den Patienten dort abzuholen, wo er steht und dazu verhilft, durch die pflegerisch dialogische Begegnung den mutmaßlichen Willen des Betroffenen auch dann in geltendes Recht zu versetzen, wenn dieser nicht über den Vollbesitz seiner geistigen Kräfte verfügt. Abschließend bietet die analytische Erweiterung des naturwissenschaftlichen Rationalitätsverständnisses die Adaption dieser Voraussetzungen auf pflege- und individualethischer Ebene. Diese Erweiterung nimmt den Pflegenden selbst in den Blick, wobei das Ziel die reflexive Überschreitung der eigenen pflegerischen Immanenz der beruflichen Rolle darstellt, um das eigene Selbstverständnis und die Begegnungshaltung gegenüber dem Betroffenen wie auch die Motive und Gründe für das eigene pflegerische Handeln kritisch zu evaluieren und somit auf Ebene des Gegenüber anzusetzen[409]. Dies lehnt sich wiederum eng an die Grundannahmen der feministischen Care-Ethik und die Ansätze der Theorien nach Ricoeur der 1., 2. und 3. Person an.

Basierend auf diesen Grundannahmen wird pflegerisches Begegnungshandeln und die Triangulation professionsbezogener Grundvoraussetzungen begründet. Neben der Darstellung in Lanius´ Erkenntnissen, basieren pflegetheoretisch einige weitere Theorien auf diesen Ansätzen, wie beispielsweise die der pflegerischen Kompetenzen nach Patricia Benner.

Die Kompetenzen der moralischen Nahbarkeit durch emotionale Erschütterungsbereitschaft und phänomenologische Offenheit, der Fähigkeit zum Perspektivenwechsel mittels hermeneutischem Verstehen und der professionell-distanzierten Empathie durch analytische Distanz sind, entsprechend der Bezeichnung der Triangulation, nicht als singuläre Kompetenzen zu sehen, sondern bedingen sich gegenseitig. Diese Kompetenzen sind auf Ebene der 1. Person in Ricoeurs Erkenntnissen verortet.

Es geht in dieser Triangulation darum, zunächst intrapersonale, phänomenologisch offene Erschütterungsbereitschaft inne zu haben, um sich durch die Not des Anderen berühren zu lassen. Hierbei steht die Subjektivität im Vordergrund. Der zweite Schritt ist das „Sich-Bewusstmachen" dieser Berührtheit und die sich daraus ergebende Umwandlung in Empathie, was nur im Rahmen eines Perspektivenwechsels möglich ist. Lanius verwendet hierbei den Ausdruck der „sozialen Phantasie[410]" als Voraussetzung moralischen Handelns und verbindet es mit der Verantwortungsübernahme, wobei auch die individuelle pflegerische

---

[409] vgl. Lanius 2010, S. 327 ff.
[410] ebenda, S. 331

Handlungskompetenz sowie die individuelle moralische Kompetenz verknüpft sind. Lanius betont hierbei folgendes: „Im Rahmen pflegerischer Professionalität bedeutet Nahbarkeit jedoch bewusste und willentliche Bereitschaft, sich der Situation des Anderen systematisch zu öffnen und den Perspektivenwechsel als bewusst intendierte Handlung zu vollziehen. Nur so können Pflegende gegenüber ihren Patienten gleichermaßen nahbar sein und dabei trotzdem professionelle Distanz wahren[411]." Die moralische Kompetenz betrifft die phänomenologisch offene Begegnungshaltung im Sinne der moralischen Nahbarkeit. Diese beginnt in der 1. Person nach Ricoeurs Theorie, der passiven immanenten Ansprechbarkeit durch die Situation des betroffenen Gegenübers, und wird mittels systematischer Perspektivenübernahme und Distanzierung in eine professionelle Haltung transformiert, die der reflexiven Selbstkontrolle unterliegt. Durch die sich daraus ergebende moralische Achtung des Gegenübers erfolgt der Übergang zur 2. Person des Gegenübers und verknüpft dies mit der hermeneutisch-interpretativen Begegnung des betroffenen Menschen. Somit erfolgt eine Übertragung immanenter Selbstwertschätzung und Erschütterungsbereitschaft in eine exmanente Begegnungshaltung mit dem Ziel der Perspektivenübernahme unter analytischer Distanzwahrung. Es entsteht somit eine existentielle Gleichheit als eine Begegnung auf Augenhöhe, wodurch eine konzeptionelle Verknüpfung mit einer phänomenologisch offenen Haltung der moralischen Nachbarkeit, in Anlehnung an Böhme, herausgebildet werden kann. Durch die zugrundeliegende ethische Andersheit bedarf es folgender Verknüpfung mit Ricoeurs Theorie: neben der Selbstwertschätzung und Anerkennung der mit dem Patienten geteilten Grundsituation der Sterblichkeit, geht es nun um die Anerkennung des konkreten Gegenübers im grammatischen Modus der 2. Person und um die Anerkennung des Anderen als anonymen Dritten im Modus der 3. Person[412].

Der dreifach pflegekonzeptionellen Erweiterung des wahrnehmenden und mit einer suchenden Haltung verbundene Zugang zum betroffenen Menschen als Gegenüber, sowie mit der phänomenologisch und hermeneutischen Komponente der moralischen Begegnungseinstellung, in welcher sich die pflegeprofessionsbezogenen Kompetenzen der moralische Nahbarkeit durch die emotionale Erschütterungsbereitschaft und phänomenologische Offenheit, der Bereitschaft zum Perspektivenwechsel mittels hermeneutischem Verstehen und die Selbstwertschätzung des Selbst sowie die daraus erwachsende professionell-distanzierte Empathie durch die analytische Distanz anwenden lassen, erfolgt die Möglichkeit einer Adaption

---

[411] Lanius 2010, S. 332
[412] in Anlehnung an Ricoeurs Theorie und Böhmes Grundannahmen, vgl. Lanius 2010, S. 334 f.

hinsichtlich der zugrundeliegenden Ausgangslage der vorliegenden Studie. Diese pflegerische Kompetenzen umschreibt Lanius wie folgt: „Phänomenologische Offenheit, hermeneutisches Verstehen und analytische Distanz bilden in ihrem Dreiklang die Grundlage für ein integratives Konzept pflegerischer Mitverantwortung für die Würde der den Pflegenden anvertrauten und auf sie angewiesenen Patienten[413]." Sie verknüpft dies zwar folgend noch mit dem zweiten kategorischen Imperativ, um einer willkürlichen Bevorzugung oder einer Vernachlässigung vorzubeugen, jedoch kann dies durch die Grundsätze eines multidisziplinär-neutralen Ansatzes umgangen werden und es muss keine weitere Hinzunahme philosophischer Theorien erfolgen. Abschließend wird noch der Begriff der Singularität, was sich als Anlehnung an die feministische Care-Ethik bezeichnen lässt, als im Zweifelsfall höchstverordnende Instanz geprägt, wodurch der Ansatz auf individualethischer Ebene verortet wird und den Ausgangspunkt jedweder Bestrebungen darstellt[414].

Somit führt insgesamt betrachtet die professionsbezogene Triangulation der praktischen Grundvoraussetzungen einer willensexplorierenden Pflegekraft zu einem pflegeethisch-moralphilosophischen Diskurs, um individuumsbezogen ethische Begründungen und Berechtigungen herauszubilden und Einzelfallentscheidungen individuell begleiten zu können. Die Kompetenzen der moralischen Nahbarkeit durch emotionale Erschütterungsbereitschaft und phänomenologische Offenheit, der Fähigkeit zum Perspektivenwechsel mittels hermeneutischem Verstehen und der professionell-distanzierten Empathie durch analytische Distanz sind als sich bedingend anzusehen und dienen als mögliche Voraussetzungen eines Gesamtkonzeptes, um betroffene Menschen im Wachkoma, eventuell unter Hinzunahmen basaler Wahrnehmungskonzepte, an Fragen ethischer Entscheidungsfindung aktiv partizipieren zu lassen und eine mögliche Therapiezieländerung im Sinne der Selbstbestimmung herbeizuführen. Aufgrund der doch recht diffizilen Kompetenzen und der, als Basis anzusehenden, vertrauensbildenden Grundvoraussetzungen empfiehlt sich die Anwendung der pflegeprofessionsbezogenen Ansätze im Setting der stationären Langzeitpflege. Die genannten Kompetenzen beruhen auf einer langjährigen Expertise und unterliegen einer Art intuitiver Grundkompetenz unter Hinzunahme pflegeethischer und –wissenschaftlicher Erkenntnisse, sowie basal-therapeutischer Fertigkeiten. Zudem empfiehlt sich ein multi- und transdisziplinärer Zugang unter psychologischer Begleitung, beziehungsweise externer Supervidierung.

---

[413] Lanius 2010, S. 336
[414] ebenda, S. 339

4.5 Zusammenführung der Komponenten zur Gesamtkonzeption der partizipativen Selbstbestimmung im Wachkoma

Die in den vorangegangenen Kapiteln dargestellten Konzeptansätze sind in ihrer Gesamtheit als ein Konzept der partizipativen Selbstbestimmung für Menschen im Wachkoma und neuartiger Konzeptansatz der Autonomie zu verstehen. Diese Ansätze sollen dabei helfen, schwerst neurologisch betroffenen und in ihrer Expression eingeschränkten Menschen durch willensexplorierende Begegnungswege seitens der umsorgenden Mitarbeiter, mittels basaler Ansatzpunkte und auf basaler Ebene, dazu zu befähigen, aktiv an ethischen Entscheidungs-findungsprozessen hinsichtlich einer möglichen Therapiezieländerung im stationären Setting der neurologischen Langzeitpflege im Bereich der Phase F teilhaben zu lassen[415]. Neben der Exploration eines aktualen Willens, in Anlehnung an Hubers Konzept der „natürlichen Autonomie", anstatt eines auf Vermutungen basierenden mutmaßlichen Willens, hilft der aufgezeigte Konzeptansatz zudem dabei, an der ethischen Entscheidung Mitbeteiligte, Angehörige als auch Pflegende und sonstige Berufsgruppen, emotional zu entlasten, indem mutmaßliche Willensbewertung in erfahrbare Bekundung umgewandelt wird.

Der Kernpunkt des Konzeptes ist in den, in Kapitel 4.1 beschriebenen, individualethisch verankerten Ansätzen zu sehen, welche zur Anwendung des Konzeptes als essentiell angesehen werden müssen. Hierbei erfolgt der Rückgriff auf die in der vorliegenden Studie aufgefundenen Konzepte der basalen Wahrnehmungsförderung im Sinne eines körpernahen Dialogaufbaus unter Hinzunahme anerkannter therapeutischer Konzepte, wie der Basalen Stimulation beispielsweise, welche jedoch immer individuumsbezogen angewendet werden müssen, um einen ressourcenorientierten Kommunikationsaufbau vorantreiben zu können. Der betroffene Mensch steht somit immer im Mittelpunkt der Betrachtung und Beobachtung und bildet darüber hinaus den Ausgangs- und Ansatzpunkt jeglicher Bestrebungen.

Die weiteren, in diesem ersten essentiellen Teilaspekt des Gesamtkonzeptes verankerten, Ansätze sind als zusätzliche Basis einer mit dem Ziel der Willensexploration verknüpften Bestrebung anzusehen. Hierbei dienen die Angehörigenpartizipation, sowie die Biografiear-beit als weitere Ansatzmöglichkeiten, das betroffene Individuum eventuell emotional zu erreichen, beziehungsweise weitere Ressourcen zu allozieren. Ebenso findet die feministische Care-Ethik, in Form der basalen Empathiefähigkeit, Berücksichtigung und wird, meinerseits,

---

[415] die grafische Darstellung des Konzeptes ist im Abbildungsverzeichnis unter Abbildung 7 dargestellt

als Ausgangspunkt jedweder Bestrebung unter Hinzunahme der basalen Wahrnehmungsförderung aus individualethischem Blickwinkel angesehen. Somit bilden die Ansätze des ressourcenorientierten Kommunikations- beziehungsweise Dialogaufbaus, die Angehörigenpartizipation, die Biografiearbeit und die Empathie in Anlehnung an die Care-Ethik den Ausgangspunkt und essentiellen Kernpunkt des Gesamtkonzeptes auf Basis individualethischer Exploration, unter welchem alle Bestrebungen und Ziele zu verorten sind. Dieser als Basis zu bezeichnende Ansatz dient, meines Erachtens nach, vornehmlich dazu, auf individuumsbezogener Ebene, eine Willensexploration ausgehend vom um Fürsorge bemühten Individuum ansetzen zu können, beziehungsweise diese ziel- und zweckgerichtet voranbringen zu können.

Den zweiten, in Kapitel 4.2 aufgeführten, Teilaspekt des generierten Konzeptes bildet der Rückgriff auf die, dem Konzept zugrundeliegenden Theorien philosophischer Ausprägung. Meinerseits anzumerken hierbei ist, dass dieser Theorienrückgriff lediglich als Begründungsgrundlage dient und einer praktischen Anwendung einen theoretischen Rahmen bietet, was nicht gleichbedeutend ist mit einer bis ins Detail zu erklärenden definitorischen Analyse bei einer eventuellen Implementierung ins praktische Setting, was auch dem Ansatz des Gesamtkonzeptes nicht entsprechen würde. Es dient lediglich als theoretisches Rahmenkonzept, was jedoch keineswegs abwertend beurteilt werden sollte, und somit als philosophischer Ansatzpunkt. Hierbei bilden die Theorien nach Waldenfels und Böhme die phänomenologische Grundlage des ethischen Eigengewichts des betroffenen Individuums, welche durch Joas moralische Erschütterungsbereitschaft, in und aus Fremd- und Eigensicht, erfahrbar gemacht werden kann. Durch die Artikulation dessen entsteht die Möglichkeit, durch Joas und Taylors Theorien, sowie durch Bieris und Frankfurts Fortführungen zur Herausbildung impliziter Wertbindungen, den betroffenen Menschen als Gegenüber in seiner Andersheit wahrzunehmen. Mittels eines wechselseitigen Abgleichungsprozesses entsteht ein Empathieprozess, um das Individuum in seiner Singularität wahrzunehmen. Die Hinzunahme Ricoeurs Theorien erlaubt zudem im Zweifelsfall eine Entscheidungsfindung, die der individuellen Situation Vorrang gegenüber universaler Normen gestattet.

Aus diesen Theorien gehen die professionsbezogenen Voraussetzungen einer willensexplorierenden Pflegekraft, wie in Kapitel 4.3 dargestellt, hervor. Diese Voraussetzungen gründen auf Ricoeurs Theorien und gelten als intrapersonelle Kompetenzen, um in einen Dialog mit dem betroffenen Gegenüber eintreten zu können. Hierbei geht es um eine Selbstschätzung und

Autonomie der 1. Person auf intrapersonaler Ebene, woraus eine Fürsorge- und Achtungshaltung für das Gegenüber der 2. Person, und demnach auf interpersonaler Ebene verortet, erwachsen kann. Der Bereich der Gerechtigkeit gegenüber der 3. Person des Jedermann dient zur Auswahl von Individuen, welche eine Ethik als Schutzraum im institutionellen Setting benötigen und schließt die Verteilung von Gütern nach Angemessenheit und Proportionalität mit ein. Somit dient dieser Aspekt des Konzeptes als Zugangsweg eines partizipativen Prozesses, indem eine Herbeiführung einer fürsorgenden Begegnungshaltung intrapersonal ausgebildet und interpersonal ausgestaltet wird. Diese professionsbezogenen Grundvoraussetzungen dienen als Basis weiterer Voraussetzungen, welche den letzten Teil des Gesamtkonzeptes darstellen.

Den letzte Aspekt des Konzeptes bildet die, meinerseits so benannte, professionsbezogene Triangulation der praktischen Grundvoraussetzungen einer willensexplorierenden Pflegekraft, welche unmittelbar zur Autonomieherausbildung im partizipativ-explorierenden Dialogprozess mit neurologisch betroffenen Menschen im Wachkoma dienen soll und als Kernkompetenzen Pflegender zum ziel- und zweckgerichteten Eintritt in den Entstehungsprozess der Willensexploration anzusehen sind. Liegen diese nicht zugrunde, kann das Ziel der aktiven Partizipation betroffener Menschen im Wachkoma nicht gewahrt werden und unterliegt lediglich der Mutmaßung, welche jedoch selbstverständlich auch am Ende dieses Konzeptes als Ergebnis feststehen kann, jedoch nicht Ausgangspunkt etwaiger Bestrebungen darstellen darf. Diese Kernkompetenzen sind die moralische Nahbarkeit durch emotionale Erschütterungsbereitschaft und phänomenologische Offenheit, die Fähigkeit zum Perspektivenwechsel mittels hermeneutischen Verstehens und die professionell-distanzierte Empathie durch analytische Distanz. Diese Triangulation, deren Aspekte als sich bedingend anzusehen sind, mündet in einem pflegeethisch-moralphilosophischen Diskurs auf individuumsethischer Berechtigung.

Diese Kompetenzen, sowie die individualethisch verankerten Ansätzen, wie ressourcenorientierter Kommunikationsaufbau, Angehörigenpartizipation, Biografiearbeit und Empathiefähigkeit, und die professionsbezogenen Grundvoraussetzungen im Sinne der 1. Person des Selbst, der 2. Person des Gegenüber und der 3. Person des Jedermann, auf Basis der zugrundeliegenden philosophischen Theorien, dienen als in sich geschlossenes Gesamtkonzept der „partizipativen Selbstbestimmung im Wachkoma als neues Konzept der Autonomie" und als mögliche Voraussetzungen, um betroffene Menschen im Wachkoma, unter Hinzunahme basaler Wahrnehmungskonzepte, an Fragen ethischer Entscheidungsfindung aktiv partizipieren zu lassen und eine mögliche Therapiezieländerung im Sinne der Selbstbestimmung herbeizuführen. Durch die besonderen Spezifika der stationären Langzeitpflege im Bereich der neurologischen Phase F, welche im multidisziplinären Ansatz und vertrauensbildender Grundlagen im therapeutischen Prozess mit den betroffenen Menschen zu sehen sind, dient das zugrundeliegende Konzept als insbesondere in diesem Setting verortbar, stellt jedoch hohe Ansprüche an die Anforderungen der partizpierenden Teilnehmer an diesem ethischen Entscheidungsfindungsprozess. Gegebenenfalls böte ein einrichtungsinternes, multiprofessionelles Ethikkomitee als institutioneller Rahmen und zur Verankerung des Innovationskonzeptes Ansatz- und Ausgestaltungsmöglichkeiten auf organisationaler Ebene. Die Aufgabe hierbei wäre ein multi- und transdisziplinärer Austausch über eine mögliche Therapiezieländerung als wachsender Prozess und mittels der Voraussetzungen des aufgezeigten Konzeptes unter aktiver Hinzunahme der Sichtweisen und Einschätzungen der Betroffenen und deren Angehörigen oder weiterer Vertrauenspersonen.

5 Fazit, Ausblick und Empfehlungen an die Praxis und Forschung

Das vorliegende Buch widmete sich der Frage ob und, gegebenenfalls, wie eine aktive Beteiligung neurologisch erkrankter Menschen im Wachkoma im ethischen Entscheidungs-findungsprozess hinsichtlich der Frage nach der Therapiezieländerung im stationären Setting der Langzeitpflege der neurologischen Phase F möglich gemacht werden kann.

Ausgehend eines Problemaufrisses mit der zugrundeliegenden Problemdarstellung im Sinne der Relevanzbeurteilung im pflegewissenschaftlichen Diskurs, erfolgte die Darstellung der zentralen, oben genannten Fragestellungen. Aufbauend auf dem definitorisch-theoretischen Rahmenkonstrukt der Themenkomplexe des Wachkomas, der Modelle ethischer Entschei-dungsfindung und dem Begriff der Therapiezieländerung wurde folgende abschließende Forschungsfrage formuliert: Gibt es Möglichkeiten der aktiven Partizipation von betroffenen Menschen im Wachkoma bei ethischen Entscheidungsfindungsprozessen am Beispiel der Therapiezieländerung in der stationären Langzeitpflege der neurologischen Phase F? Der Fokus wurde hierbei auf die aktive Partizipation gelegt unter Ausschluss der Möglichkeiten der stellvertretenden Entscheidungen, im Sinne von Patientenverfügungen, dem mutmaßli-chen Willen, Vorsorgevollmachten oder Betreuungsverfügungen.

Diese Frage wurde versucht mittels einer systematischen Literaturanalyse zu beantworten, was mit den Ergebnissen der modernen Wachkomaforschung und der feministischen Ethik, als weitere Ergebniskategorie, nur unzureichend, insbesondere in der solitären Betrachtung, gelang. Hierbei zeigt sich vor allem, dass neuro-essentialistische Vorausannahmen und somit der Bereich neurowissenschaftlicher Bestrebungen mittels Bildgebungsverfahren im Sinne einer „Autonomieexploration durch Bildgebung" als fehlgeleitet und, meines Erachtens nach, als zweckentfremdet zu bezeichnen sind. Jedoch bieten die Bereiche der basalen Wahrneh-mungskonzepte und der feministischen Care-Ethik, als Ansatzpunkt etwaiger Argumentati-onsbestrebungen, praktische Ausgangsbezüge zur Generierung derartiger Konzepte. Hierbei gilt es, meines Erachtens nach, weitere Evidenz aus wissenschaftlicher, aber auch praktischer Sicht herzustellen, indem versucht wird, diese Menschen aktiv in Entscheidungsfindungspro-zesse einzubeziehen. Oberster Grundsatz muss jedoch hierbei die Eindeutigkeit darstellen, da Entscheidungsprozesse auf Mutmaßungen in der Beurteilung existenzielle Konsequenzen nach sich ziehen.

Somit wurde, basierend unter anderem auf der Kombination der Ergebnisse der modernen Wachkomaforschung und in Anlehnung an die feministische Care-Ethik, ein Konzept der „partizipativen Selbstbestimmung im Wachkoma als neues Konzept der Autonomie", insbesondere unter Hinzunahme der Erkenntnisse von Frauke Lanius, Monika Bobbert, Lara Huber und der Konzepte der basalen Wahrnehmungsförderung, herausgebildet. Im beschriebenen Vorgehen fand ein quantitativ ausgeprägter Bezug zu den theoretischen und zugrundeliegenden Literaturquellen statt. Einerseits, um die Problematik in der Fragestellung als auch der Ergebnisdarstellung der Literaturanalyse darzustellen, andererseits, um das generierte Konzept auf breiter theoretisch-wissenschaftlicher Basis zu begründen, da empirische Bezüge hierzu schwer analysierbar und wissenschaftlich belegbar erscheinen, was sich unter anderem durch die Tatsache erklären lässt, dass Ansätze im Sinne einer Herbeiführung der Therapiezieländerung als unwiderruflich, und damit logischerweise auch als nicht evaluierbar bezeichnet werden müssen. Hierin liegt somit auch die Schwierigkeit in der Anwendung diesbezüglicher Konzepte, was das generierte Konzept der „partizipativen Selbstbestimmung im Wachkoma" versucht dadurch auszugleichen, dass das Ziel derartiger Bestrebungen mit einem multi- und transdisziplinären Ansatz, bezogen auf pflegepraktische und – wissenschaftliche als auch therapeutische Konzepte, unter Hinzunahme der Angehörigenintegration und der dem Individuum innewohnenden Wertvorstellungen, welche sich in der Biografie wiederfinden lassen, versucht wird zu erreichen und das Ziel bei fehlender Eindeutigkeit als mutmaßlicher Wille bezeichnet werden kann. Somit kann die Mutmaßung ebenso Ergebnis derartiger Bestrebungen sein, sofern keine Eindeutigkeit in der Willensbekundung, welche auf dem explorierten Willen des betroffenen Menschen gründet, besteht. Jedoch nutzt der Konzeptansatz die Mutmaßung nicht als Ausgangspunkt, sondern wird auf individualethischer Ebene angesetzt. Ziel sollte auch weniger die konsensfähige Eindeutigkeit bei Mutmaßungen sein, als vielmehr der individuumsbezogene Ansatz unter ständiger empathiebegündeter Begegnungshaltung mit dem betroffenen Menschen mit ethischem Eigengewicht als erfahrbares Gegenüber.

Somit punktet das Konzept nicht mit wissenschaftlicher Evidenzlage, sondern mit individualethischen Aspekten unter Begründungsansätzen der aus der feministischen Care-Ethik entliehenen Begegnungshaltungen im Sinne der Empathiefähigkeit. Trotz dessen sollte es Ziel diesbezüglicher Bestrebungen sein, das Konzept als solches einer gewissen Evidenzlage zuzuführen, was eventuell durch Vorstellungen bei Pflegekräften, Angehörigen und Ethikexperten mit anschließender Beleuchtung und Diskussion, sowie Methoden qualitativer

Befragung angegangen werden könnte. Dies wäre Ziel pflegewissenschaftlicher und auch pflegeethischer Bestrebungen. Ebenso bietet die pflegepraktische Verortung Ansatzpunkte pflegewissenschaftlicher Bestrebungen in der Form, dass Implementationsgrundlagen geschaffen werden können.

Aufgrund der Theorielastigkeit des abschließend dargestellten Konzeptes der „partizipativen Selbstbestimmung im Wachkoma" gilt es, diese Ansätze auf eine Anwendbarkeit in der Praxis handhabbar zu machen, wobei jedoch eine hohe Methoden- und Sozialkompetenz der anwendenden Pflegekraft als unablässige Zugangsvoraussetzung zu wahren sind, was unter anderem durch erfahrene Expertise im Anwendungsbereich der neurologischen Phase F als auch gewisser intuitiver Züge, sowie durch die Möglichkeiten der im Konzept verankerten pflegepraktische Kompetenzen, versucht werden kann zu erreichen. Eine diesen Empfehlungen abweichende Zugangsvoraussetzung wäre der Zielstellung des Konzeptes, mit der Gefahr der Lebensbeendigung des betroffenen Menschen, auf Grund fehlender Expertise mehr als unangemessen. Eine Möglichkeit der institutionellen Rahmung würde, wie bereits benannt, die eventuelle Verortung im wechselseitigen multidisziplinären Austausch unter Hinzunahme der Erkenntnisse der Angehörigen und gegebenenfalls unter aktiver Beteiligung derer in Form eines Ethikkomitees bieten, beziehungsweise eine ethische Fallbesprechung.

Zusammenfassend muss somit konstatiert werden, dass pflegewissenschaftliche als auch pflegepraktische Hürden zu überwinden sind, sowie weitere Erkenntnisse, im Sinne zusätzlicher Meinungen und Evidenzlagen, integriert werden sollten, bevor das Konzept einer Anwendung zuzuführen wäre.

Abstract (deutsch)

Das vorliegende Buch widmet sich mittels einer Literaturanalyse der Frage, ob es Möglichkeiten der aktiven Partizipation von Menschen im Vollbild des Wachkomas bei ethischen Entscheidungsfindungsprozessen am Beispiel der Therapiezieländerung gibt. Als Setting dient hierbei die stationäre Langzeitversorgung der neurologischen Phase F.

Aufbauend auf der theoretischen Abhandlung der Themengebiete Wachkoma, ethische Entscheidungsfindung und Therapiezieländerung, wird die der Literaturrecherche zugrundeliegende Forschungsfrage, wie oben genannt, extrahiert, sowie stellvertretende Entscheidungen und die philosophische Frage, ob Menschen im Wachkoma Autonomie zugeschrieben werden kann, exkludiert.

Nach dieser theoretischen Fundierung erfolgt die Darstellung der Methodik der zugrundeliegenden Literaturanalyse mit anschließender Ergebnisdarstellung und –bewertung neurowissenschaftlicher und basal-therapeutischer Ansätze, sowie der feministischen Care-Ethik als Ansatzmöglichkeit weiterer Konzepte.

Auf Grund fehlender Möglichkeiten in der praktischen Anwendung in der solitären Betrachtung der Ergebnisse, wurde aufbauend darauf, anhand der generierten Ergebnisse unter Hinzunahme weiterer empirischer und wissenschaftlicher Theorien, eine konzeptionelle Neuausrichtung aufgezeigt. Dieses Konzept der „partizipativen Selbstbestimmung im Wachkoma als neues Konzept der Autonomie" basiert auf individueller Willensexploration, begründet auf philosophischen Theorien und herausgebildet durch professionsbezogene sowie pflegepraktische Voraussetzungen einer willensexplorierenden Pflegekraft. Dieses Konzept gilt es in weiteren Forschungsbestrebungen und mittels praktischer Empirie wissenschaftlich zu untermauern.

Schlüsselwörter: apallisches Syndrom, Autonomie, bildgebende Verfahren, ethische Entscheidungsfindung, minimaler Bewusstseinszustand, neurologische Phase F, Syndrom reaktionsloser Wachheit, Therapiezieländerung und Wachkoma

Abstract (english)

The present book devotes itself by a literature analysis of the question whether there are possibilities of active participation by people in the permanent vegetative state in an ethical decision-making processes at the example of the therapy aim change. As a setting the stationary long-term care of the german "neurological stage F" (a rehabilitation stage defined as level-keeping care) is chosen.

Building up on the theoretical treatise of the subject areas permanent vegetative state, ethical decision-making and therapy aim change, the research question underlying to the literature search, like abovementioned, is extracted, as well as acting decisions and the philosophical question whether person can be ascribed in the permanent vegetative state with autonomy were excluded.

After this theoretical discourse the representation of the methodology of the underlying literature analysis takes place with afterwards result representation and result assessment of neuro-scientific and basal-therapeutic attempts, as well as the feminist-Care-ethics occurs as a beginning possibility of other concepts.

On account of missing possibilities in the practical use in the solitaires consideration of the results, constructing on it with the help of the generated results plus other empiric and scientific theories, a conceptual new adjustment is indicated. This concept of „participative self-determination in the permanent vegetative state as a new concept of autonomy" is based on individual exploration of will, founds on philosophical theories and developed by profession-related as well as nursing-practical conditions of a will-explorable nurse. This concept needs other research attempts and by means of practical academically empiricism.

Keywords: autonomy, Disorders of Consciousness, end-of-life decisions, ethical issues, medical imaging, minimal conscious state, neurologic stage F, permanent vegetative state, persistent vegetative state, unresponsive wakefulness syndrome.

Abbildungsverzeichnis

✓ **Abbildung 1:** Neurologisches Phasenmodell angelehnt an Peter Nydahl (vgl. Nydahl 2007) und die Rehabilitationsphasen des Bundesverbandes Schädel-Hirnpatienten in Not e.V., sowie der Bundesarbeitsgemeinschaft Phase F

Phase	Behandlungsart	Ziele
Phase A	Intensivmedizinische Akutbehandlung	Vitale Stabilisierung
Phase B	Postakutbehandlung bzw. Frührehabilitation	„ins bewusste Leben zurückholen"
Phase C	Frühmobilisation bzw. weiterführende Rehabilitation	Selbständigkeit im Alltag wiedergewinnen anhand der Unterstützung in den Aktivitäten des täglichen Lebens
Phase D	Neurologische Rehabilitation	Besserung oder Wiederherstellung der Erwerbsfähigkeit
Phase E	Ambulante Nachsorge	Soziale und berufliche Wiedereingliederung
Phase F	Langzeitversorgung auf stationärer Pflegestation oder zu Hause	Vermeidung von Sekundär- und Tertiärschäden durch zustandserhaltende, aktivierende Dauerpflege mit therapeutischer Behandlung
Phase G*	Betreutes und begleitetes Wohnen	Durch ein Therapie-, Beratungs-, Betreuungs- und Pflegeangebot soll den Betroffenen nach erfolgter Rehabilitation unter dem Motto „Hilfe zur Selbsthilfe" geholfen werden, zum selbstbestimmten Leben zurück-zufinden

* die im letzten Jahr neu hinzugefügte Phase G wird in weiten Kreisen der Fachwelt stark kritisiert, da Elemente dieser Phase bereits in anderen Phasen per Definition integriert sind, wird jedoch der Vollständigkeit halber trotz dessen in der Darstellung aufgeführt

✓ *Abbildung 2:* Darstellung der verschiedenen Bewusstseinsmodulationen und Diagnosen des Wachkomas, bzw. Abgrenzungen zu weiteren Komaformen nach Demertzi, Schabus, Weilhart et al. 2011 (angepasst nach Laureys)

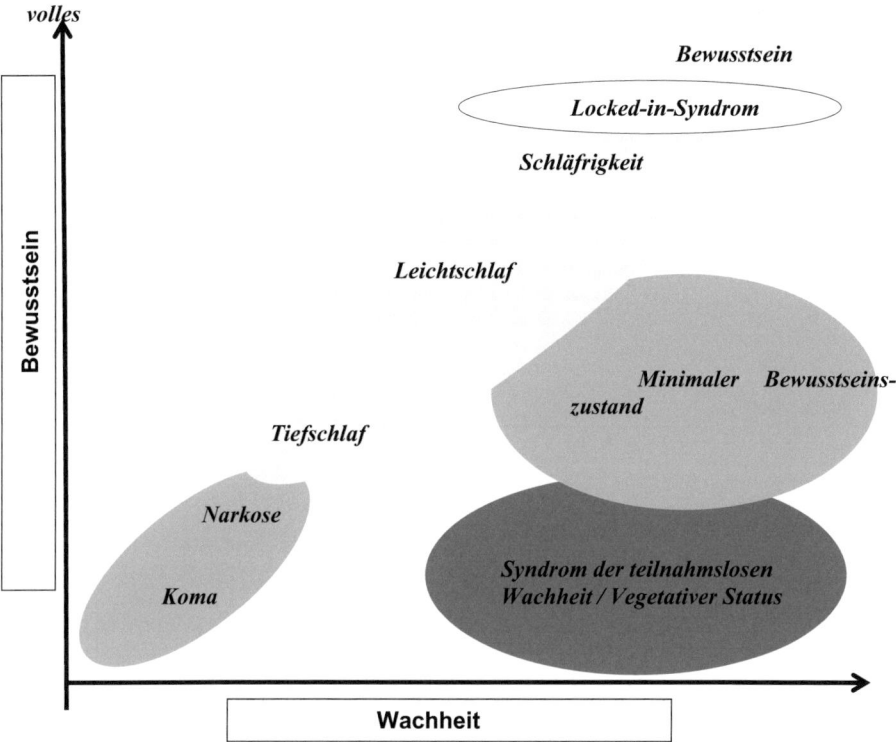

✓ **Abbildung 3:** Modell der Therapiezieländerung (vgl. Jox 2013, S. 105)

Beginnend beim linken oberen Kasten. Dunkelgraue Kästen: übergeordnete Fragen, die von allen Beteiligten beantwortet werden müssen; hellgraue Kästen: Fragen, die primär von den Patienten oder ihren Vertretern beantwortet werden; weiße Kästen: Fragen, die primär vom Behandlungsteam beantwortet werden.

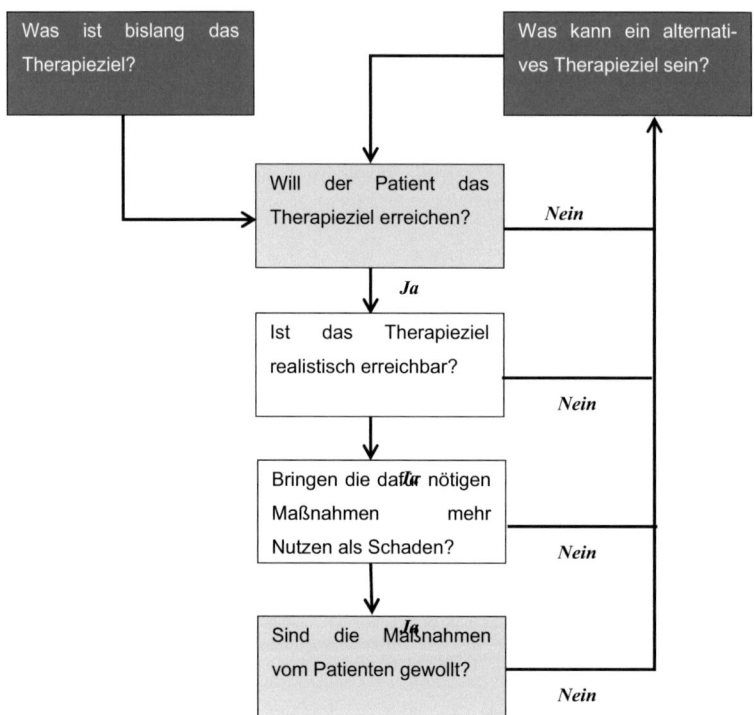

✓ **Abbildung 4:** Modell der ethischen Entscheidungsfindung nach Verena Tschudin, vgl. Schadewaldt 2009, S. 523 ff.;
in jedem Schritt bietet Tschudin mögliche Fragen an, um das Problem zu analysieren und ggf. Lösungsmöglichkeiten anzubieten

1. Schritt - Erkennen des Problems

-Handelt es sich um ein aktuelles oder ein potenzielles Problem?
-Weshalb ist es ein schwieriges Problem?
-Welche Werte sind in Frage gestellt?
-Welche Personen haben eine Schlüsselposition?
-Welche Aspekte lassen sich verändern, welche nicht?

2. Schritt - Lösungssuche

-Welche Vorgehen sind möglich?
-Welches sind die kurzfristigen oder die langfristigen Möglichkeiten?
-Welches sind die möglichen Folgen jedes Vorgehen?

3. Schritt - Übertragung auf ethische Theorien

-**als übergeordnete Frage:** Welche ethischen Prinzipien stehen auf dem Spiel?
-Prinzip vom Wert des Lebens?
-Prinzip vom Guten oder Richtigen?
-Prinzip der Gerechtigkiet oder Fairness?
-Prinzip vom Sagen der Wahrheit oder der Ehrlichkeit?
-Prinzip der individuellen Freiheit?
-Besteht ein Konflikt zwischen diesen Prinzipien oder überschneiden sie sich?

4. Schritt - Auswertung

-Ist das Problem durch die Entscheidung gelöst worden? Wenn nicht, weshalb nicht?
-Inwiefern hat die Lösung eines spezifischen Problems einen Einfluss auf das Verhalten in weiteren ähnlichen Fällen?
-Ist irgendein Aspekt dieser ethischen Entscheidung zu einem universellen Gesetz geworden?

✓ **Abbildung 5:** Das ethische Entscheidungsfindungsmodell METAP, vgl. Schleger et al. 2013, S. 586 ff;
Beginnend mit dem Eskalationsstufenmodell wird das zugrunde liegende Problem kategorisiert und anschließend in einer ethischen Fallbesprechung vertiefend thematisiert und diskutiert.

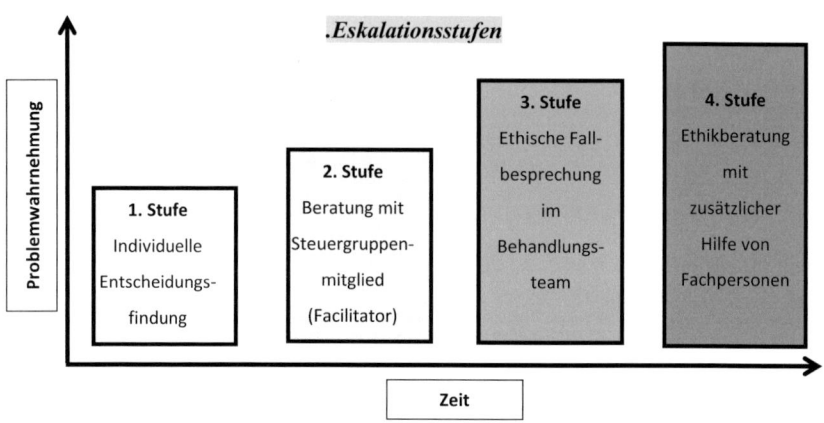

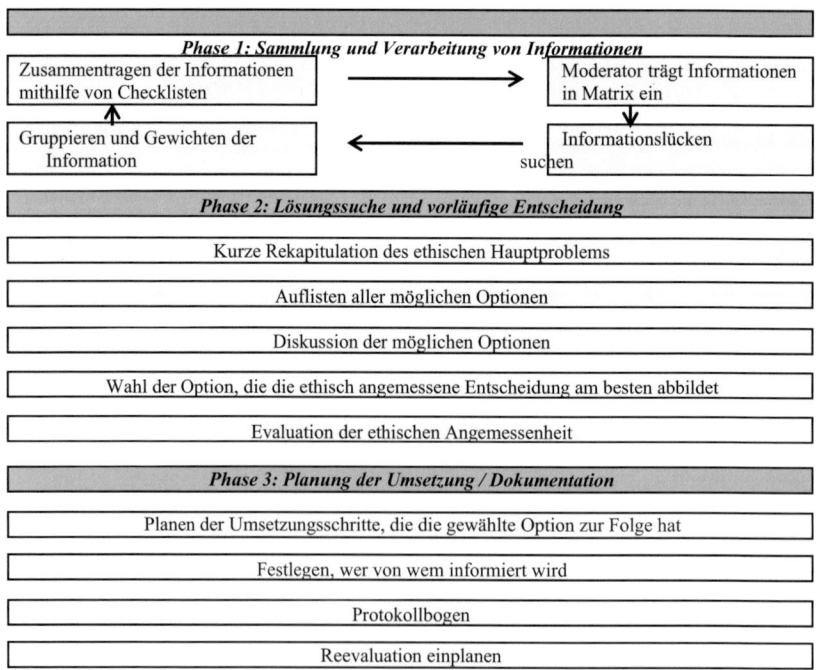

✓ *Abbildung 6:* Übersicht veröffentlichter PET- und fMRT- Studien; vgl. Crone, Kronbichler 2012, S. 60 ff. *(zur Erläuterung: VS = vegetativ state; MCS = minimal conscious state)*

Jahr	Autoren	TN	Stimulation	Schlüsselergebnisse
1997	De Jong et al.	1 VS	Geschichten von Mutter erzählt vs. unspezifische Geräusche	evozierte Potentiale bei Geschichten durch Mutter im Ggs. zu unspez. Geräuschen
1999	Laureys et al.	4 VS	Ruhe	beeinträchtigte Bereiche Cortex-kortikaler Verbindungen
2000	Laureys at al.	1 VS	Ruhe	beeinträchtigte Bereiche Thalamus-kortikale Verbindungen
2001	Moritz et al.	1 VS	taktile und visuelle Stimuli, Sprache,	Reaktion auf alle Stimuli im erhaltenen primär sensorischen Kortex
2002	Schiff et al.	5 VS	Ruhe	cerebraler Metabolismus bei 50 % reduziert
2002	Laureys et al.	15 VS	Schmerzstimuli	Reaktionen im primären somatosensorischen Kortex, aber nicht im höher-assoziativem Kortex
2003	Kassubek et al.	7 VS	Schmerzstimuli	Reaktionen lediglich in Teilen des zentralen noziptiven Schmerzzentrums
2005	Salvador	1 MCS	Ruhe	Keine interhemisperische Konnektivität
2006	Staffen et al.	1 VS	eigener vs. fremder Name	Reaktion auf eigenen Namen im präfrontalen Kortex
2007	Di et al.	7 VS 4 MCS	eigener Name vs. Ruhe	2 VS und 4 MCS zeigten Aktivität in höher-assoziativem Kortex
2007	Hildebrandt et al.	21 VS	visuelle Stimuli	VS-Patienten zeigten verringerte Aktivität im Vergleich zu „Wiedererwachten"
2007	Coleman et al.	7 VS 5 MCS	Gehör vs. Ruhe; Sprache vs. Geräusche, bzw. semantische Aspekte dessen	3 VS zeigten geringe Evidenz erhaltener Sprachverarbeitung
2008	Fernando-Espejo et al.	3 VS 4 MCS	Sprache vorwärts und rückwärts, sowie Ruhe	1 VS und 1 MCS zeigten cerebrale Erregbarkeit bei Sprache
2009	Zhu et al.	9 MCS	visuelle Stimuli	einzelne Aktivität bei MCS als in Vergleichsgruppe
2009	Boly et al.	1 VS	Ruhe	Verbindung des Bewusstseinsnetzwerks (DMN: default mode network) reduziert
2009	Cauda et al.	3 VS	Ruhe	Verbindung des Bewusstseins-netzwerks unterbrochen
2010	Montie et al.	23 VS 31 MCS	Anweisungen mittels Bildern	3 MCS, 2 VS zeigten Aktivitäten in Zshg. mit Kommandos
2010	Silva	10 VS	Ruhe	reduzierte funktionale Konnektivität zwischen dem Precuneus und dem aufsteigenden retikulären System
2010	Vanhaudenhuyse et al.	4 VS 4 MCS	Ruhe	Zusammenhang zwischen dem Zustand der Verbindung des Bewusstseinsnetzwerks und der Ebene des Bewusstseins

✓ **Abbildung 7:** Konzept der „partizipativen Selbstbestimmung im Wachkoma als neues Konzept der Autonomie"

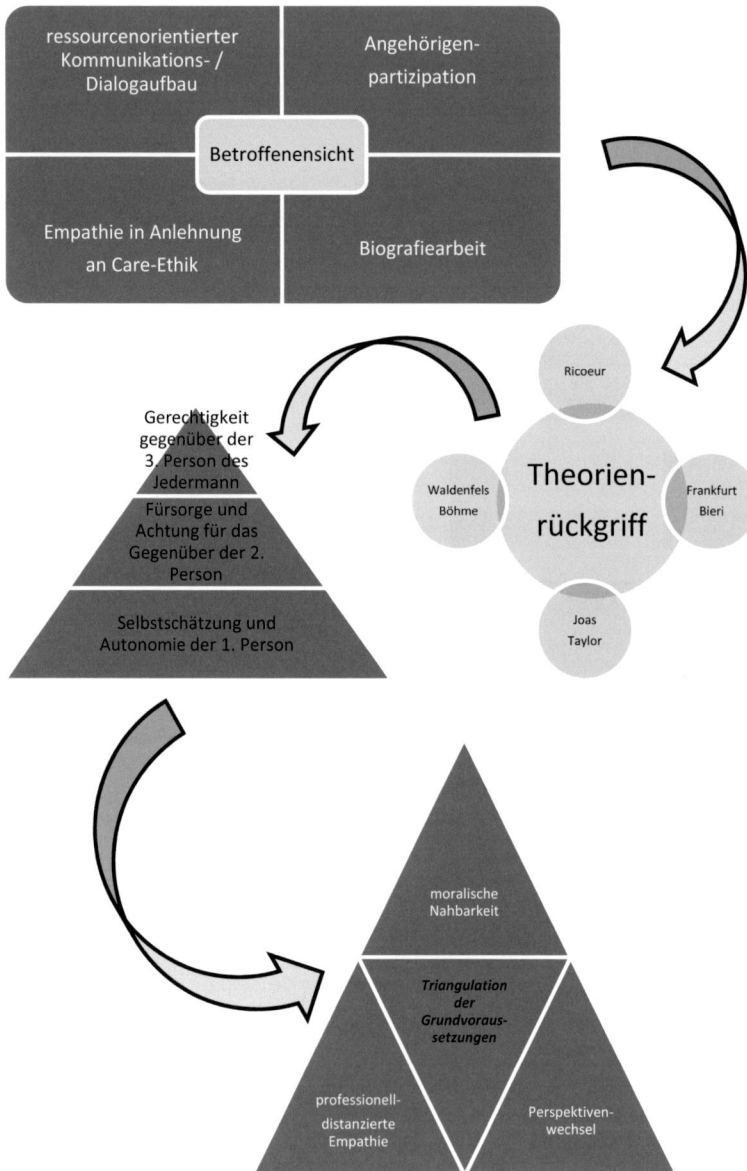

Literaturverzeichnis

Agoston, Ilona (2010): Menschenwürde in der Pflege. Pflegetheorie und Ethik. Theologische Grundlagen und diakonische Profilierung. Hamburg: Verlag Dr. Kovac e.k.

Albisser Schleger, Heidi et al. (2013): Eine maßgeschneiderte klinische Alltagsethik. METAP – ethisches Entscheidungsfindungsmodell für multiprofessionelle Teams. In: Pflegezeitschrift, 66. Jg., Heft 10, S. 586 – 589.

Ambrosy, Heike / Löser, Angela Paula (2006): Entscheidungen am Lebensende. Sterbehilfe und Patientenverfügung im Pflegealltag aus juristischer und pflegerischer Sicht. Hannover: Schlütersche Verlagsgesellschaft.

Becker, Gerhild / Xander, Carola (2008): Partizipative Entscheidung statt Autonomie in der Palliativmedizin. In: Illhardt, Franz Josef (Hrsg.): Die ausgeblendete Seite der Autonomie: Kritik eines bioethischen Prinzips. Berlin, Münster, Wien: LIT Verlag, S. 47 – 63.

Bienstein, Christel / Hannich, Hans-Joachim (2001): Abschlussbericht. Forschungsprojekt zur Entwicklung, Implementierung und Evaluation von Förderungs- und Lebensgestaltungskonzepten für Wachkoma – und Langzeitpatienten im stationären und ambulanten Bereich, anhand von zu entwickelnden Qualitätskriterien. Frankfurt/Main: Zimmermann Verlag.

Bienstein, Christel (2012): Basale Stimulation. Dem Patienten etwas Gutes tun. In: Die Schwester Der Pfleger, 51. Jag. Heft 11/12, S. 1064 – 1067.

Bleisch, Barbara / Huppenbauer, Markus (2011): Ethische Entscheidungsfindung. Ein Handbuch für die Praxis. Zürich: Versus Verlag AG.

Bobbert, Monika (2002): Patientenautonomie und Pflege. Begründung und Anwendung eines moralischen Rechts. Frankfurt/Main: Campus Verlag.

Bobbert, Monika (2011): Die Pflege nicht entscheidungsfähiger Patienten und die Reichweite des Autonomiekonzeptes. In: Breitsameter, Christof (Hrsg.): Autonomie und Stellvertretung in der Medizin. Entscheidungsfindung bei nichteinwilligungsfähigen Patienten. Stuttgart: Verlag W. Kohlhammer, S. 139 - 173.

Bobbert, Monika (2012): Entscheidungen Pflegender zwischen Expertise, Patientenselbstbestimmung und Fürsorge. In: Monteverde, Settimio (Hrsg.): Handbuch Pflegeethik. Ethisch denken und handeln in den Praxisfeldern der Pflege. Stuttgart: Verlag W. Kohlhammer, S. 58 – 73.

Borasio, Gian Domenico (2011): Sterben im Wachkoma: Erkenntnisse aus der Palliativmedizin. In: Jox, Ralf J. / Kühlmeyer, Katja / Borasio, Gian Domenico (Hrsg.): Leben im Koma. Interdisziplinäre Perspektiven auf das Problem des Wachkomas. Stuttgart: Verlag W. Kohlhammer, S. 109 - 121.

Borasio, Gian Domenico (2013): Über das Sterben. Was wir wissen – Was wir tun können – Wie wir uns darauf einstellen. München: Deutscher Taschenbuch Verlag.

Breitsameter, Christof (2011a): Einführung: Autonomie und Stellvertretung – Medizinische Entscheidungen in der modernen Gesellschaft. In: Breitsameter, Christof (Hrsg.): Autonomie und Stellvertretung in der Medizin. Entscheidungsfindung bei nichteinwilligungsfähigen Patienten. Stuttgart: Verlag W. Kohlhammer, S. 7 - 16.

Breitsameter, Christof (2011b): Autonomie und Fürsorge – zwei gegensätzliche Prinzipien? In: Breitsameter, Christof (Hrsg.): Autonomie und Stellvertretung in der Medizin. Entscheidungsfindung bei nichteinwilligungsfähigen Patienten. Stuttgart: Verlag W. Kohlhammer, S. 60 - 78.

Brukamp, Kirsten (2012): Vegetative state? – A definition revisited. In: Jox, Ralf J. / Kühlmeyer, Katja / Marckmann, Georg / Racine, Eric (Hrsg.): Vegetative State – A Paradigmatic Problem of Modern Societies. Medical, ethical, legal and social perspectives on chronic disorders of consciousness. Berlin, Münster, Wien: LIT Verlag, S. 7 - 18.

Chwala-Schlegel, Nicole / Schabus, Manuel (2012): Neuroscientific progress using EEG in disorders of consciousness research. In: Jox, Ralf J. / Kühlmeyer, Katja / Marckmann, Georg / Racine, Eric (Hrsg.): Vegetative State – A Paradigmatic Problem of Modern Societies. Medical, ethical, legal and social perspectives on chronic disorders of consciousness. Berlin, Münster, Wien: LIT Verlag, S. 41 - 55.

Ciarretino, Marcello (2011): Die Perspektive der professionell Pflegenden auf das Leben im Wachkoma. In: Jox, Ralf J. / Kühlmeyer, Katja / Borasio, Gian Domenico (Hrsg.): Leben im Koma. Interdisziplinäre Perspektiven auf das Problem des Wachkomas. Stuttgart: Verlag W. Kohlhammer, S. 48 - 59.

Ciarretino, Marcello (2013): Spurensuche nach der richtigen Begrifflichkeit "Wachkoma". In: not durch Hirnverletzung, Schlaganfall oder sonstige erworbene Hirnschäden, 22. Jg., Heft 3/2013, S. 42 – 43.

Constable, Catherine (2010): Withdrawal of artificial nutrition and hydration for patients in an permanent vegetative state: changing tack. In: Bioethics, Volume 26, Nr. 3, S. 157 – 163.

Crone, Julia Sophia / Kronbichler, Martin (2012): Functional neuroimaging in disorders of consciousness: Promises and problems. In: Jox, Ralf J. / Kühlmeyer, Katja / Marckmann, Georg / Racine, Eric (Hrsg.): Vegetative State – A Paradigmatic Problem of Modern Societies. Medical, ethical, legal and social perspectives on chronic disorders of consciousness. Berlin, Münster, Wien: LIT Verlag, S. 57 - 77.

Demertzi, Athena / Schabus, Manuel / Weilhardt, Katharina et al. (2011): Wachkoma: medizinische Grundlagen und neurowissenschaftliche Revolution. In: Jox, Ralf J. / Kühlmeyer, Katja / Borasio, Gian Domenico (Hrsg.): Leben im Koma. Interdisziplinäre Perspektiven auf das Problem des Wachkomas. Stuttgart: Verlag W. Kohlhammer, S. 21 - 32.

Di Stefano, Cristina et al. (2012): Increased behavioural responsiveness with complex stimulation in VS an MCS: Preliminary results. In: Brain Injury, Volume 26, Issue 10, S. 1250 – 1256.

Duttge, Gunnar (2011): Selbsbestimmung bei einwilligungsunfähigen Patienten aus rechtlicher Sicht. In: Breitsameter, Christof (Hrsg.): Autonomie und Stellvertretung in der Medizin. Entscheidungsfindung bei nichteinwilligungsfähigen Patienten. Stuttgart: Verlag W. Kohlhammer, S. 34 - 59.

Duttge, Gunnar (2012): End-of-life decisions in case of vegetative state from the legal point of view. In: Jox, Ralf J. / Kühlmeyer, Katja / Marckmann, Georg / Racine, Eric (Hrsg.): Vegetative State – A Paradigmatic Problem of Modern Societies. Medical, ethical, legal and social perspectives on chronic disorders of consciousness. Berlin, Münster, Wien: LIT Verlag, S. 141 - 152.

Eisenberg, Juliane (2009): Immer noch ein Tabu? Therapieeinstellung in der Intensivstation – ein Fallbeispiel. In: Pflegezeitschrift, 62. Jg., Heft 11, S. 659 – 661.

Fins, Joseph J. (2011): Neuroethics, neuroimaging, and disorders of consciousness: promise or peril? In: Transaction of the American Clinical and Climatological Association, Heft 122, S. 336 – 346.

Fölsch, Doris (2008): Ethik in der Pflegepraxis. Anwendung moralischer Prinzipien im Pflegealltag. Wien: Facultas Verlags- und Buchhandels AG.

Geremek, Adam (2009): Wachkoma. Medizinische, rechtliche und ethische Aspekte. Köln: Deutscher Ärzte-Verlag.

Gerhard, Christoph (2011): Neuro-Palliative Care. Interdisziplinäres Praxishandbuch zur palliativen Versorgung von Menschen mit neurologischen Erkrankungen. Bern: Verlag Hans Huber.

Giacino, Joseph T. (2012): Placebo-Controlled Trial of Amantadine for Severe Traumatic Brain Injury. In: New England Journal of Medicine, 200. Jg., Heft March 2012, S. 819 – 826.

Goldfine, Andrew M. et al. (2013): Reanalysis of "Bedside detection of awareness in the vegetative state: a cohort study." URL: http://www.thelancet.com/journals/lancet/article/PIIS0140-6736%2813%2960126-9/fulltext [Abruf am 01. November 2013].

Grewe, Henny Annette / Hitzler, Ronald (2013): Die tagtägliche Sorge. In: not durch Hirnverletzung, Schlaganfall oder sonstige erworbene Hirnschäden, 22. Jg., Heft 6/2013, S. 20 – 23.

Großklaus-Seidel, Marion (2002): Ethik im Pflegealltag. Wie Pflegende ihr Handeln reflektierten und begründen können. Stuttgart: Verlag W. Kohlhammer.

Großklaus-Seidel, Marion (2012): Pflegeethik als kritische Institutionenethik. In: Monteverde, Settimio (Hrsg.): Handbuch Pflegeethik. Ethisch denken und handeln in den Praxisfeldern der Pflege. Stuttgart: Verlag W. Kohlhammer, S. 85 – 97.

Großmaß, Ruth / Perko, Gudrun (2001): Ethik für Soziale Berufe. Paderborn: Verlag Ferdinand Schöningh.

Großkopf, Volker (2009): Sterbehilfe: Rechtsanwalt erhält neun Monate auf Bewährung. In: Die Schwester Der Pfleger, 48. Jg., Heft 09/09, S. 922 – 927.

Gutwald, Rebecca / Sellmaier, Stephan (2011): Ethische Probleme des Wachkomas. In: Jox, Ralf J. / Kühlmeyer, Katja / Borasio, Gian Domenico (Hrsg.): Leben im Koma. Interdisziplinäre Perspektiven auf das Problem des Wachkomas. Stuttgart: Verlag W. Kohlhammer, S. 122 - 136.

Gutzmann, Hans (2013): Ethische Herausforderungen in Geriatrie und Gerontopsychiatrie am Beispiel der Demenzerkrankungen. In: Hedenigg, Silvia / Henze, Günter (Hrsg.): Ethik im Gesundheitssystem. Steuerungsmechanismus für die Medizin der Zukunft. Stuttgart: Verlag W. Kohlhammer, S. 100 - 113.

Hastedt, Heiner / Martens, Ekkehard (1994): Vorwort: Was ist und soll ein <Grundkurs> Ethik? In: Hastedt, Heiner / Martens, Ekkehard (Hrsg.): Ethik. Ein Grundkurs. Reinbek bei Hamburg: Rowohlt Taschenbuch Verlag, S. 7 – 12.

Heckmann, Katharina (2013): Sterbebegleitung in der stationären Langzeitbetreuung von Kindern und Jugendlichen – eine Herausforderung für die Pflege. Unveröffentlichte Bachelor-Thesis der Evangelischen Hochschule Darmstadt des Fachbereichs Pflege- und Gesundheits-wissenschaften im Sommersemester 2013.

Hiemetzberger, Martina (2006): Zwischen Leben und Tod – Pflegende als Grenzgänger. Eine Studie zur Pflege hirntoter Menschen. Wien: Facultas Verlags- und Buchhandels AG.

Hildt, Elisabeth (2012): Neuroethik. München: Ernst Reinhard Verlag.

Höffe, Otfried (2008): Lexikon der Ethik. München: Verlag C. H. Beck (7., neubearbeitete und erweiterte Auflage).

Horn, Annett (2008): Pflegende Angehöriger wachkomatöser Menschen. Bern: Verlag Hans Huber.

Horn, Annett (2010): Menschen im Wachkoma. Angehörige als Betroffene wahrnehmen. In: Die Schwester Der Pfleger, 49. Jg., Heft 03/10, S. 222 – 225.

Huber, Lara (2006): Patientenautonomie als nichtidealisierte „natürliche Autonomie". In: Ethik in der Medizin, 18. Jg., Heft 2/2006, S. 133-147.

Huber, Lara (2011): Autonomie als "aktuale Fähigkeit": Über die Reichweite von Autono-miemodellen bei der Ermittlung des mutmaßlichen Willens. In: Breitsameter, Christof (Hrsg.): Autonomie und Stellvertretung in der Medizin. Entscheidungsfindung bei nichtein-willigungsfähigen Patienten. Stuttgart: Verlag W. Kohlhammer, S. 79 - 96.

Huxtable, Richard (2012): Dealing with uncertainty: Compromise, clinical ethics and disorders of consciousness. In: Jox, Ralf J. / Kühlmeyer, Katja / Marckmann, Georg / Racine, Eric (Hrsg.): Vegetative State – A Paradigmatic Problem of Modern Societies. Medical, ethical, legal and social perspectives on chronic disorders of consciousness. Berlin, Münster, Wien: LIT Verlag, S. 185 - 200.

Hübl, Philipp (2012): Folge dem weißen Kaninchen…in die Welt der Philosophie. Reinbek bei Hamburg: Rowohlt Taschenbuch Verlag.

Jox, Ralf J. (2011a): Autonomie und Stellvertretung bei Wachkomapatienten. In: Breitsame-ter, Christof (Hrsg.): Autonomie und Stellvertretung in der Medizin. Entscheidungsfindung bei nichteinwilligungsfähigen Patienten. Stuttgart: Verlag W. Kohlhammer, S. 112 - 138.

Jox, Ralf J. (2011b): Zum Sterben von Wachkomapatienten. In: Bormann F-J, Borasio GD (Hrsg.): Sterben. Dimensionen eines anthropologischen Grundphänomens, Berlin, New York: de Gruyter, S. 211-222.

Jox, Ralf J. (2011c): Das Wachkoma: thematische Einführung und Übersicht über das Buch. In: Jox, Ralf J. / Kühlmeyer, Katja / Borasio, Gian Domenico (Hrsg.): Leben im Koma. Interdisziplinäre Perspektiven auf das Problem des Wachkomas. Stuttgart: Verlag W. Kohlhammer, S. 9 - 18.

Jox, Ralf J. (2011d): Ärztliche Indikation beim Wachkoma. Fortschritte der Neurologie. In: Psychiatrie, 10. Jg., Heft 79, S. 576-581.

Jox, Ralf J. (2011e): End-of-life decision making concerning patients with disorders of consciousness. In: Res Cogitans, Volume 8, Issue 1, S. 43-61.

Jox, Ralf J. (2013): Sterben lassen. Über Entscheidungen am Ende des Lebens. Reinbek bei Hamburg: Rowohlt Taschenbuch Verlag.

Jox, Ralf J. / Bernat, James L. / Laureys, Steven / Racine, Eric (2012): Disorders of consciousness: responding to requests for novel diagnostic and therapeutic interventions. In: Lancet Neurology, Heft 11, S. 732–38.

Jox, Ralf J. / Kuehlmeyer, Katja (2013): Introduction: Reconsidering Disorders of Consciousness in Light of Neuroscientfific Evidence. In: Neuroethics, Volume 6, Issue 1, S. 1-3.

Kammerer, Thomas (2011): Das Dilemma des Wachkomas: Eine theologische Sicht. In: Jox, Ralf J. / Kühlmeyer, Katja / Borasio, Gian Domenico (Hrsg.): Leben im Koma. Interdisziplinäre Perspektiven auf das Problem des Wachkomas. Stuttgart: Verlag W. Kohlhammer, S. 146 - 157.

Kieltyka, Robert (2006): Der Umgang mit Wachkoma-Patienten. Ein moraltheologischer Beitrag zu einer aktuellen Debatte. Dissertation zur Erlangung der Doktorwürde der Theologie. Unveröffentlichte Dissertation der theologischen Fakultät der Universität Freiburg (Schweiz). Online einsehbar unter: http://ethesis.unifr.ch/theses/downloads.php?file= KieltykaR.pdf [mehrere Abrufe, letzter am 06. Januar 2014]

Körtner, Ulrich H. J. (2012): Grundkurs Pflegethik. Wien: Facultas Verlags- und Buchhandels AG (2., überarbeitete und erweitere Auflage).

Kostrzewa, Stephan / Gerhard, Christoph (2010): Hospizliche Altenpflege. Palliative Versorgungskonzepte in Altenpflegeheimen entwickeln, etablieren und evaluieren. Bern: Verlag Hans Huber.

Kränzle, Susanne / Schmid, Ulrike / Seeger, Christa (2007): Palliative Care. Handbuch für Pflege und Begleitung. Heidelberg, New York: Springer Medizin Verlag (2. Auflage).

Kreß, Hartmut (2011): Ethischer Zweifel angesichts des Lebensendes. Es gibt keine Lebenspflicht. In: Pflegezeitschrift, 64. Jg., Heft 9, S. 524 – 527.

Kühlmeyer, Katja / Borasio, Gian Doemnico / Jox, Ralf J. (2012): How family caregivers' medical and moral assumptions influence decision making for patients in the vegetative state: A qualitative interview study. In: J Med Ethics, Heft 38, S. 332-337.

Kühlmeyer, Katja / Racine, Eric / Palmour, Nicole / Borasio, Gian Domenico / Jox, Ralf J. (2012): Diagnostic and ethical challenges in disorders of consciousness and the locked-in-syndrome: A survey of German neurologists. In: Journal of Neurology, Volume 259, Nr. 10, S. 2076 - 2089.

Kuhlmann, Andreas (2011): An den Grenzen unserer Lebensform. Texte zur Bioethik und Anthropologie. Frankfurt/Main: Campus Verlag.

Lanius, Frauke (2010): Menschenwürde und pflegerische Verantwortung. Zum ethischen Eigengewicht pflegebedürftiger Menschen im Spannungsfeld von moralischem Standpunkt und moralischem Status. Osnabrück: V&R unipress GmbH.

Lorenzl, Stefan / Roser, Traugott / Werner, Paul (2012): And he sang Christmas carols... .In: Jox, Ralf J. / Kühlmeyer, Katja / Marckmann, Georg / Racine, Eric (Hrsg.): Vegetative State – A Paradigmatic Problem of Modern Societies. Medical, ethical, legal and social perspectives on chronic disorders of consciousness. Berlin, Münster, Wien: LIT Verlag, S. 133 - 140.

Ludwig, Lothar (2010): Kann man Lebensqualität für Menschen im Wachkoma verordnen? In: not durch Hirnverletzung, Schlaganfall oder sonstige erworbene Hirnschäden, 19. Jg., Heft 3/2010, S. 60 - 61.

Lutz-Bachmann, Matthias (2013): Grundkurs Philosophie- Band 7 – Ethik. Stuttgart: Reclam.

Mahar, Christopher (2012): Ethical choices for patients in the vegetative state: Discerning the catholic moral tradition in contemporary health care. In: Jox, Ralf J. / Kühlmeyer, Katja / Marckmann, Georg / Racine, Eric (Hrsg.): Vegetative State – A Paradigmatic Problem of Modern Societies. Medical, ethical, legal and social perspectives on chronic disorders of consciousness. Berlin, Münster, Wien: LIT Verlag, S. 121 - 130.

Marckmann, Georg (2011): Selbstbestimmung bei entscheidungsunfähigen Patienten aus medizinethischer Sicht. In: Breitsameter, Christof (Hrsg.): Autonomie und Stellvertretung in der Medizin. Entscheidungsfindung bei nichteinwilligungsfähigen Patienten. Stuttgart: Verlag W. Kohlhammer, S. 17 - 33.

McCann, Alison / Stowe, Jacqui / Delargy, Mark / Carroll, Aine (2012): Uncovering hidden awareness-using the Sensory Modality Assessment and Rehabilitation Technique (SMART) to reduce potential misdiagnosis. In: Jox, Ralf J. / Kühlmeyer, Katja / Marckmann, Georg / Racine, Eric (Hrsg.): Vegetative State – A Paradigmatic Problem of Modern Societies. Medical, ethical, legal and social perspectives on chronic disorders of consciousness. Berlin, Münster, Wien: LIT Verlag, S. 19 - 37.

Menche, Nicole (Hrsg.) (2004): Pflege heute. München: Urban & Fischer Verlag (3. Auflage).

Monteverde, Settimio (2012): Das Umfeld pflegeethischer Reflexion. In: Monteverde, Settimio (Hrsg.): Handbuch Pflegeethik. Ethisch denken und handeln in den Praxisfeldern der Pflege. Stuttgart: Verlag W. Kohlhammer, S. 19 – 41.

Nelißen, Veronika (2012): Was bedeutet Phase F wirklich? In: not durch Hirnverletzung, Schlaganfall oder sonstige erworbene Hirnschäden, 21. Jg., Heft 1/2012, S. 30- 33.

Nydahl, Peter (Hrsg.) (2007): Wachkoma. Betreuung, Pflege und Förderung eines Menschen im Wachkoma. München, Jena: Urban & Fischer Verlag (2. Auflage).

Nydahl, Peter (2010): Und wenn es Liebe wäre? In: not durch Hirnverletzung, Schlaganfall oder sonstige erworbene Hirnschäden, 19. Jg., Heft 3/2010, S. 57 – 59.

Nydahl, Peter / Bartoszek, Gabriele (2012): Basale Stimulation richtig anwenden. Im Rhythmus der Patienten. In: Die Schwester Der Pfleger, 51. Jg., Heft 11/12, S. 1068-1073.

Pacholczyk, Anna (2012): Assessing the moral status of patients diagnosed with vegetative state. In: Jox, Ralf J. / Kühlmeyer, Katja / Marckmann, Georg / Racine, Eric (Hrsg.): Vegetative State – A Paradigmatic Problem of Modern Societies. Medical, ethical, legal and social perspectives on chronic disorders of consciousness. Berlin, Münster, Wien: LIT Verlag, S. 175 - 184.

Patjens, Rainer (2013): Ethik im juristischen Spannungsfeld der Medizin. In: Hedenigg, Silvia / Henze, Günter (Hrsg.): Ethik im Gesundheitssystem. Steuerungsmechanismus für die Medizin der Zukunft. Stuttgart: Verlag W. Kohlhammer, S. 144 - 158.

Pfabigan, Doris (2008): Pflegeethik – Interdisziplinäre Grundlagen. Münster, Wien: LIT Verlag.

Pfabigan, Doris (2011): Würde und Autonomie in der geriatrischen Langzeitpflege. Eine philosophische, disziplinen- und methodenübergreifende Studie zu Fragen eines selbstbestimmten und würdevollen Alterns. Hungen: hpsmedia.

Plenter, Christel (2001): Ethische Aspekte in der Pflege von Wachkoma-Patienten. Orientierungshilfen für eine Pflegeethik. Hannover: Schlütersche Verlag.

Prange, Hilmar (2009): Selbstbestimmung bei Wachkoma und Demenz. Online veröffentlicht (Ursprungsquelle nicht eroierbar): URL: http://www.ai-online.info/abstracts/pdf/dacAbstracts/2008/09_prange.pdf [Abruf am 15. Dezember 2013].

Putz, Wolfgang (2011): Wann darf ein Wachkoma-Patient sterben? In: Jox, Ralf J. / Kühlmeyer, Katja / Borasio, Gian Domenico (Hrsg.): Leben im Koma. Interdisziplinäre Perspektiven auf das Problem des Wachkomas. Stuttgart: Verlag W. Kohlhammer, S. 137 - 145.

Quoß, Bernd (2013): Ethik als Steuerungsprinzip zur Finanzierung des Gesundheitsytems? In: Hedenigg, Silvia / Henze, Günter (Hrsg.): Ethik im Gesundheitssystem. Steuerungsmechanismus für die Medizin der Zukunft. Stuttgart: Verlag W. Kohlhammer, S. 21 - 35.

Racine, Eric et al. (2008): Media coverage of the persistent vegetative state and end-of-life decision-making. In: Neurology, Heft September 2008, S. 1027 – 1032.

Reinhart, Margarete (2013): Ethik aus Sicht der Pflege. In: Hedenigg, Silvia / Henze, Günter (Hrsg.): Ethik im Gesundheitssystem. Steuerungsmechanismus für die Medizin der Zukunft. Stuttgart: Verlag W. Kohlhammer, S. 114 - 125.

Riehl, Frank (2013): Fördern durch Pflege bei schweren Hirnschädigungen. Connected Care® Concept. Heidelberg, New York: Springer Medizin Verlag.

Rödiger, Carolinie (2012): Disorders of consciousness and decision making: Issues raised by the use of neuroscientific techniques in German Law. In: Jox, Ralf J. / Kühlmeyer, Katja / Marckmann, Georg / Racine, Eric (Hrsg.): Vegetative State – A Paradigmatic Problem of Modern Societies. Medical, ethical, legal and social perspectives on chronic disorders of consciousness. Berlin, Münster, Wien: LIT Verlag, S. 153 - 164.

Schadewaldt, Verena (2009): Ethisch-moralische Entscheidungen. Das Entscheidungsfindungsmodell von Verena Tschudin in der Anwendung. In: Pflegezeitschrift, 62. Jg., Heft 9, S. 522 – 525.

Schäper, Sabine (2006): Wohlergehen und/oder Lebensqualität an der Grenze – Menschen im Wachkoma. Eine Skizze. (Selbstdarstellung). URL: http://www.icep-berlin.de/fileadmin/ templates/images/DGS_Ethik/Schaeper-WohlergehenGrenzeWachkoma.pdf [Abruf am 10.Oktober 2013]

Scheuerle, Hans Jürgen (2013): Das Gehirn ist nicht einsam. Resonanzen zwischen Gehirn, Leib und Umwelt. Stuttgart: Verlag W. Kohlhammer.

Schlaps, Sandra (2013): Innehalten im System Krankenhaus – Zur Kultur der Achtsamkeit in der Pflegepraxis. Unveröffentlichte Bachelor-Thesis der Evangelischen Hochschule Darmstadt des Fachbereichs Pflege- und Gesundheitswissenschaften im Sommersemester 2013.

Schleger, Heidi et al. (2013): Eine maßgeschneiderte klinische Alltagsethik. METAP – ethisches Entscheidungsfindungsmodell für multiprofessionelle Teams. In: Pflegezeitschrift, 66. Jg., Heft 10, S. 586 – 589.

Schneider, Hans Julis (1994): Einleitung: Ethisches Argumentieren. In: Hastedt, Heiner / Martens, Ekkehard (Hrsg.): Ethik. Ein Grundkurs. Reinbek bei Hamburg: Rowohlt Taschenbuch Verlag, S. 13 – 49.

Schönfelder, Katja (2010): Selbstbestimmungsrecht. Patientenverfügung und Demenz. In: Die Schwester Der Pfleger, 49. Jg., Heft 09/10, S. 870 – 872.

Sprügel, Guido (1999): Bioethik-Konvention und der Zugriff der Forschung auf den Menschen. Bonn: Pahl-Rugenstein Verlag.

Steinbach, Anita (2011): Projekt „Apalliker Care Unit". Wachkomapatienten ganzheitlich betreuen. In: Die Schwester Der Pfleger, 50. Jg., Heft 12/11, S. 1172 – 1176.

Steinbach, Anita / Donis, Johan(2011): Langzeitbetreuung Wachkoma. Eine Herausforderung für Betreuende und Angehörige. Heidelberg, New York: Springer Medizin Verlag (2. Auflage).

Steinkamp, Norbert (2012): Methoden ethischer Entscheidungsfindung im Pflegealltag. In: Monteverde, Settimio (Hrsg.): Handbuch Pflegeethik. Ethisch denken und handeln in den Praxisfeldern der Pflege. Stuttgart: Verlag W. Kohlhammer, S. 175 – 192.

Tarquini, Daniela et al. (2012): Persistent vegetative state: an ethical reappraisal. In: Neurological Science, Volume 33, S. 695 – 700.

Teising, Martin (2009): Zwischen Autonomie und Abhängigkeit. Ein zentraler Konflikt auch am Lebensende. In: Dr.med. Mabuse. Zeitschrift für Gesundheitsberufe, 34. Jg., Heft 179, S. 36 – 38.

Van Lommel, Pim (2013): Endloses Bewusstsein. Neue medizinische Fakten zur Nahtoderfahrung. München: Knaur Menssana.

Von Mohl, Christoph (2013): Patientenverfügung als Ausdrucksbekundung einer menschenwürdigen Medizin. In: Hedenigg, Silvia / Henze, Günter (Hrsg.): Ethik im Gesundheitssystem. Steuerungsmechanismus für die Medizin der Zukunft. Stuttgart: Verlag W. Kohlhammer, S. 168 - 176.

Vogel, Sebastian T. (2012): Blessing in disguise OR: Legal reflections on how third parties may benefit from vegetative state patients – a German perspective. In: Jox, Ralf J. / Kühlmeyer, Katja / Marckmann, Georg / Racine, Eric (Hrsg.): Vegetative State – A Paradigmatic Problem of Modern Societies. Medical, ethical, legal and social perspectives on chronic disorders of consciousness. Berlin, Münster, Wien: LIT Verlag, S. 165 - 174.

Wagner, Pierre-André (2012): Interdisziplinäre Kooperation zwischen Ethik und Recht. In: Monteverde, Settimio (Hrsg.): Handbuch Pflegeethik. Ethisch denken und handeln in den Praxisfeldern der Pflege. Stuttgart: Verlag W. Kohlhammer, S. 74 – 82.

Walper, Heike (2013): Erleben im Hier und Jetzt. Basale Stimulation in der Palliativpflege. In: Die Schwester Der Pfleger, 52. Jg., Heft 4/13, S. 338 – 341.

Weber, Martina (2010): Patientenwille rechtfertigt Behandlungsabbruch durch Außenstehende. Grundsatzurteil durch den BGH vom 25. Juni 2010. In: Die Schwester Der Pfleger, 49. Jg., Heft 08/10, S. 799.

Weber, Martina (2011b): Das Patientenverfügungsgesetz in der Praxis. Der Wille des nicht mehr einwilligungsfähigen Patienten. In: Pflegezeitschrift, 64. Jg., Heft 9/2011, S. 560 – 562.

Weckert, Al (2010): Empathie in der Pflege. Lässt sich eine einfühlsame Grundhaltung erlernen? In: Die Schwester Der Pfleger, 50. Jg., Heft 06/11, S. 540 – 543.

Zieger Andreas (2002): Ethische Grenzfragen in der Langzeitbetreuung von Menschen im Wachkoma und ihren Angehörigen. (Selbstdarstellung). URL: http://www.wachkoma.at/Informationen/jahrestagung_2002/zieger.pdf [Abruf am 10.Oktober 2013].

Zieger, Andreas (2006): Traumatisiert an Leib und Seele - neuropsychotraumatologische Erkenntnisse und ihre Konsequenzen für den Umgang mit schwersthirngeschädigten Menschen im Wachkoma. In: Abteilung für Gesundheits- und Klinische Psychologie der Carl von Ossietzky Universität Oldenburg (Hrsg.): Impulse für Gesundheitspsychologie und Public Health. Achtsamkeit als Lebensform und Leitbild. Tübingen: dgvt-Verlag, S. 115-144.

Zieger, Andreas (2011a): Erfahrungen mit der Rehabilitation von Menschen im Wachkoma unter den Bedingungen von Zeitknappheit und Kostendruck im ökonomisierten Gesundheitswesen. In: Dederich, Markus / Grüber, Katrin (Hrsg.): Herausforderungen. Mit schwerer Behinderung leben. Frankfurt/Main: Mabuse-Verlag (2., unveränderte Auflage), S. 111 – 119.

Zieger, Andreas (2011b): Therapeutische und frührehabilitative Ansätze: Lebenssicherung, Kommunikation und soziale Perspektive (Teilhabe). In: Jox, Ralf J. / Kühlmeyer, Katja / Borasio, Gian Domenico (Hrsg.): Leben im Koma. Interdisziplinäre Perspektiven auf das Problem des Wachkomas. Stuttgart: Verlag W. Kohlhammer, S. 33 - 47.

Internetquellen

Bildungsakademie und Wissenschaft im Gesundheitswesen: URL: http://www.bawig-essen.de/html/wachkoma.php [Abruf am 22. November 2013].

Bundesarbeitsgemeinschaft der neurologischen Phase F e.V.: URL: http://www.bag-phase-f.de [Abruf am 20. November 2013].

Hessisches Rahmenkonzept zur stationären Langzeitbetreuung von betroffenen Menschen in der neurologischen Phase F: URL: http://www.krperlichebehinderung.lwv-hessen.de/files/266/RahmenkonzeptPhase_F.pdf [Abruf am 01. Dezember 2013].

„Im Koma – und doch bei Bewusstsein?" (Film): URL: http://www.youtube.com/watch?v=2mSuTiWylPk&hd=1 [Abruf am 10. Oktober 2013]

Wikipedia:

- über Peter Bieri: URL: http://de.wikipedia.org/wiki/Peter_Bieri [Abruf am 01. Dezember 2013]
- über Gernot Böhme: URL: http://de.wikipedia.org/wiki/Gernot_B%C3%B6hme [Abruf am 01. Dezember 2013]
- über Harry Frankfurt: URL: http://de.wikipedia.org/wiki/Harry_Frankfurt [Abruf am 01. Dezember 2013]
- über Hans Joas: URL: http://de.wikipedia.org/wiki/Hans_Joas [Abruf am 01. Dezember 2013]
- über Paul Ricoeur: URL: http://de.wikipedia.org/wiki/Paul_Ric%C5%93ur [Abruf am 01. Dezember 2013]
- über Charles Taylor: URL: http://de.wikipedia.org/wiki/Charles_Taylor_%28Philosoph%29 [Abruf am 01. Dezember 2013]
- über Bernhard Waldenfels: URL: http://de.wikipedia.org/wiki/Bernhard_Waldenfels [Abruf am 01. Dezember 2013]

Danksagung

An dieser Stelle möchte ich einigen Menschen danken, die einerseits zum Gelingen dieser Studie beitrugen, andererseits unter meinen Launen und Stimmungen bei Erstellung der auf diesem Buch basierenden Master-Thesis zu leiden hatten und mich hierbei moralisch-motivierend unterstützten.

An erster Stelle steht hierbei meine Lebensgefährtin Stephanie Hapke, die unmittelbar meinen Launen und Stimmungen ausgesetzt war und mir über das gesamte Studium stets positiv zur Seite stand.

Ebenso möchte ich hierbei das gesamte Team der Pflegeteam Odenwald GmbH, sowie meine Familie nennen, die ebenso bereichernde Stützen als auch Partizipierende meiner Anspannungen und Denkprozesse waren.

Ganz herzlich möchte ich Marissa Conrady und Herrn Dr. Jörg Maletz danken für die Unterstützung beim Korrekturlesen, sowie anregende Gespräche und Ideen hinsichtlich der Thematik der vorliegenden Arbeit. In diesem Zusammenhang danke ich auch Herrn Priv.-Doz. Dr. med. Dr. phil. Ralf J. Jox für seine Gesprächsbereitschaft im Zusammenhang mit meinen Ideen bezüglich der vorliegenden Thematik sowie Katharina Heckmann und Sandra Schlaps für das Bereitstellen ihrer Bachelorarbeiten.

Für die Veröffentlichung meiner Studie und des explorierten Konzeptansatzes möchte ich ganz besonders den Damen und Herren des Diplomica Verlags danken. Ohne Ihr Interesse an meiner Arbeit und dem Glauben an die Inhalte würden die Ihnen vorliegenden Erkenntnisse weiterhin auf meiner Festplatte rumliegen und vor sich hin vegetieren.

Mein abschließender und im Zusammenhang mit der, der Master-Thesis zugrundeliegenden, Thematik intensivster Dank gilt den mich betreuenden Professoren Frau Prof. Dr. theol. Marion Großklaus-Seidel sowie Herrn Prof. Settimio Monteverde für ihre Gesprächsbereitschaft und die persönliche Betreuung im Zusammenhang mit der Thematik, sowie Fragen zu Form und Vorgehen. Hierbei zu nennen ist ebenso Herr Prof. Gunnar Haase Nielsen für seine auch nach dem Studium stetige Beratungsbereitschaft. Beiden möchte ich insbesondere dafür danken, dass sie als Hauptbeteiligte zu nennen sind, mein Interesse am Thema Ethik im Laufe des Studiums geweckt und vorangetrieben zu haben. Herzlichen Dank dafür, denn es hat meine Betrachtungsweise im pflegerischen Setting nicht nur geprägt, sondern bestimmt mittlerweile gar mein alltägliches Handeln.

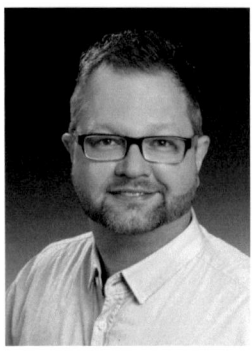

Der Autor

Marco Sander, M. A., wurde 1979 in Heidelberg geboren. Nach seiner Ausbildung zum Altenpfleger und langjähriger Berufserfahrung in unterschiedlichsten Bereichen des Gesundheits- und Pflegesektors, entschied sich der Autor dazu seine fachliche Expertise durch ein Studium weiter auszubauen. Durch sein Bachelor- und Masterstudium in Pflegewissenschaften und seine Tätigkeit im Bereich neurologisch erkrankter Menschen wurde sein Interesse für ethische Fragestellungen geweckt. Gerade die zunehmende Konfrontation der umsorgenden Mitarbeiter mit ethischen Dilemmata veranlasste ihn dazu, sich diesem Thema in dem vorliegenden Buch anzunehmen und der Frage nachzugehen, ob Menschen im Wachkoma in ethische Entscheidungsfindungsprozesse aktiv integriert werden können.